Anas T. Alhamdany
Nidhal K. Maraie

Sistema de Gelificação In-Situ Flutuante Gastroretentivo Oral de Furosemida

Anas T. Alhamdany
Nidhal K. Maraie

Sistema de Gelificação In-Situ Flutuante Gastroretentivo Oral de Furosemida

Forma de dosagem de libertação controlada

ScienciaScripts

Imprint

Any brand names and product names mentioned in this book are subject to trademark, brand or patent protection and are trademarks or registered trademarks of their respective holders. The use of brand names, product names, common names, trade names, product descriptions etc. even without a particular marking in this work is in no way to be construed to mean that such names may be regarded as unrestricted in respect of trademark and brand protection legislation and could thus be used by anyone.

Cover image: www.ingimage.com

This book is a translation from the original published under ISBN 978-620-2-06679-2.

Publisher:
Sciencia Scripts
is a trademark of
Dodo Books Indian Ocean Ltd. and OmniScriptum S.R.L publishing group

120 High Road, East Finchley, London, N2 9ED, United Kingdom
Str. Armeneasca 28/1, office 1, Chisinau MD-2012, Republic of Moldova, Europe
Printed at: see last page
ISBN: 978-620-7-91658-0

Conteúdo

<u>**Dedicação**</u>

Os autores gostariam de agradecer à Faculdade de Farmácia da Universidade de Al-Mustansiriyah (www. uomustansiriyh. edu. iq) Bagdade-Iraque pelo seu apoio no presente trabalho, para além da família e dos amigos.

Dedicamos o nosso livro com amor

Anas Nidhal

Resumo

O gel flutuante in situ é um dos sistemas de administração de fármacos gastroretentivos que representa uma revolução nas formas de dosagem de libertação controlada por via oral em comparação com os líquidos orais convencionais. Prolongam o tempo de permanência do fármaco que tem uma janela de absorção estreita nos locais de absorção, como o estômago ou o trato gastrointestinal superior, uma vez que têm uma densidade aparente inferior à dos fluidos gástricos. Assim, permanecem flutuantes no estômago sem afetar a taxa de esvaziamento gástrico até que todo o fármaco seja libertado continuamente a um ritmo lento.

A furosemida é um diurético de ansa de teto alto amplamente utilizado em doentes com insuficiência cardíaca congestiva (ICC) para eliminar o excesso de água corporal, reduzir a pressão arterial e mobilizar edemas.

Este estudo envolveu a formulação de uma solução oral de furosemida que sofre gelificação em contacto direto com o fluido gástrico e flutua utilizando polímeros primários como o alginato de sódio e a goma gelana ou em combinação com polímeros secundários como a carragenina iota e o HPMC (K100M e K4M).

Foram efectuadas diferentes avaliações em todas as 35 fórmulas de gel in situ para medir a força do gel, o tempo de gelificação, o índice de inchaço, a uniformidade do conteúdo, o tempo de retardamento da flutuação, a duração da flutuação, o pH e a densidade. Além disso, foram estudadas diferentes variáveis que afectam a libertação do fármaco, como os tipos e as concentrações de polímeros, a combinação de polímeros, o agente gerador de gás, o agente de reticulação, as concentrações de fármaco e os agentes de sabor (agente adoçante) para otimização e seleção da melhor fórmula.

O aumento da concentração do polímero primário (alginato de sódio) levou a um aumento do índice de inchamento, da força do gel, da viscosidade e, consequentemente, à redução da taxa de libertação do fármaco. Enquanto o aumento da concentração de iota de carragenina como polímero secundário na presença de bicarbonato de sódio (NaHCO3) levou a uma redução do tempo de gelificação, do tempo de flutuação, da densidade e a um maior atraso na libertação do fármaco. O aumento da concentração de NaHCO3 levou a um aumento da libertação do fármaco, enquanto o aumento das concentrações do fármaco e do agente mascarador de sabor levou a uma redução da libertação do fármaco.

Os resultados revelaram que a fórmula (F21) contendo alginato de sódio (1% p/v) e carragenina iota (0,25% p/v) foi a melhor fórmula no que diz respeito à força do gel (10,96 N/m^2), tempo de gelificação (2 segundos), tempo de flutuação (35 segundos), duração da flutuação (24 horas), pH (7,5), densidade (0,8 g/cm^3) e índice de dilatação (19,7%) com libertação do fármaco (94,9%) após 5 horas.

O teste in vivo da fórmula selecionada (F21) em comparação com a solução oral convencional de furosemida (Fudesix®) foi realizado utilizando ratos albinos machos Wister. Os resultados revelaram que houve uma redução da taxa de excreção (volume de urina e concentrações de electrólitos) durante a primeira hora. Embora tenha aumentado após 5 e 24 horas, ao contrário do obtido com a solução convencional, indicando que o perfil diurético da furosemida tinha sido afetado pela propriedade gastroretentora da fórmula selecionada, que produziu um gel flutuante in-situ após contacto com o conteúdo do estômago. Os resultados do teste in-vivo foram concordantes com o estudo de libertação in-vitro e com a modelação matemática cinética proposta.

A data de validade da furosemida na fórmula selecionada foi estimada através de um estudo de estabilidade acelerada, tendo-se verificado que era de 2,9 anos.

Concluiu-se que a formulação da furosemida como gel gastroretentor flutuante in situ controla a libertação, conduzindo a uma melhoria da absorção e da biodisponibilidade do fármaco.

Abreviaturas

3D	Three dimensional
BCS	Biopharmaceutical Classification System
CHF	Congestive Heart Failure
$CaCl_2$	Calcium Chloride
cp	Centipoise
CR	Controlled Release Dosage Form
ER	Extended Release Dosage Form
FR	Furosemide
FT-IR	Fourier transform infrared spectroscopy
GG	Gellan Gum
GI	Gastrointestinal
GIT	Gastrointestinal tract
GR	Gastroretentive Release Dosage Form
GRDDS	Gastroretentive drug delivery system
GRDF	Gastroretentive Dosage Form
GRT	Gastric Retention Time
HPMC	Hydroxypropylmethylcellulose
IMMC	Interdigestive Myoelectric Motor Complex
IR	Immediate release
IV	Intravenous
log	logarithm
MMC	Migrating Myloelectric Cycle
Mmol/l	Micromole/liter
N	Newton
NaAg	Sodium Alginate
nm	Nanometer
PEG	Polyethylene glycol
pH	Negative Logarithm of Hydrogen Ion Concentration
Q.S.	Sufficient quantity
RPM	Round per minute
GF	Gastric Fluid
SR	Sustained Release
USP	United states pharmacopeia
UV	Ultraviolet
w/v	weight/volume
λ max	Wave length with maximum absorbance

1. Introdução

Na nossa época contemporânea, foram desenvolvidas inúmeras tecnologias para desenvolver diferentes vias de administração, através das quais o medicamento é administrado no organismo para o tratamento de várias doenças e perturbações.

As várias vias de administração são classificadas nas seguintes categorias:

1. Vias sistémicas; via enteral (oral, sublingual, rectal, vaginal) e via parentérica (intravascular, intramuscular, subcutânea)

2. Vias locais; membranas mucosas (nasal, ocular) e tópica/pele (dérmica, transdérmica).

3. Outras vias; inalação (oral, nasal) e intratecal/intraventricular[1] .

1.1 Forma de dosagem oral

Entre todas as vias de administração, a via oral é considerada a mais preferida, popular e praticada, devido à sua facilidade de administração, flexibilidade na conceção, facilidade de produção e baixo custo[2] .

1.1.1. Tipos de formas de dosagem oral

A via oral divide-se em duas categorias:

1- Líquidos (ou seja, soluções, suspensões)

2- Sólidos (isto é, comprimidos, cápsulas, pós, grânulos, pastilhas, pílulas)[3] .

1.1.2. Forma de dosagem líquida oral

As formas de dosagem líquidas orais são preparações homogéneas que contêm um ou mais ingredientes activos num veículo adequado destinado a ser engolido diluído ou após diluição de preparações líquidas concentradas, ou a partir de pós ou grânulos. Podem conter conservantes, antioxidantes e outros excipientes adequados, tais como agentes dispersantes, suspensores, espessantes, emulsionantes, tamponantes, molhantes, solubilizantes, estabilizadores, aromatizantes, edulcorantes e corantes[4] .

1.1.3. Necessidades da forma de dosagem líquida oral

Embora as formas de dosagem sólidas, como comprimidos e cápsulas, sejam amplamente utilizadas, a seleção de preparações líquidas orais deve-se a:

* A dose é facilmente ajustada por diluição, torna-a mais fácil de engolir do que os sólidos e é, por conseguinte, aceitável para uso pediátrico e geriátrico.

* O fármaco está imediatamente disponível para absorção, pelo que a resposta terapêutica é mais rápida do que na forma de dosagem sólida, que tem de se desintegrar primeiro para que o fármaco seja dissolvido no fluido gastrointestinal antes de se iniciar a absorção[5,6] .

* Trata-se de um sistema homogéneo, pelo que o fármaco será distribuído uniformemente por toda a preparação.

* Reduzir a irritação, devido à diluição imediata pelo conteúdo gástrico. Por exemplo, a aspirina, quando administrada como forma de dosagem sólida, causa irritação e danos na mucosa gástrica, uma vez que se localiza numa área após a ingestão[6] .

1.1.4. Classificação das formas de dosagem líquidas orais

As formas de dosagem líquidas orais podem ser classificadas como:

❖ *Forma de dosagem líquida oral convencional:*

Este sistema de administração de medicamentos resulta numa terapia subóptima e/ou em efeitos secundários sistémicos[7] . Distinguem-se várias preparações, incluindo: soluções orais, emulsões, suspensões, elixires, gotas orais, bebidas espirituosas e xaropes[8] .

❖ *Forma de dosagem líquida oral não convencional, incluindo:*

Forma de dosagem de libertação prolongada/sustentada (ER/SR): O atrativo da forma de dosagem ER é o sucesso em garantir a segurança, melhorar a eficácia do medicamento, reduzir a frequência da dose e, por conseguinte, reduzir os efeitos secundários e melhorar a biodisponibilidade. Consequentemente, a adesão dos doentes é maior, especialmente no caso de doentes pediátricos e geriátricos ou de doentes que não toleram formas de dosagem sólidas[9] .

Forma de dosagem de libertação controlada/gastroretentora (CR/GR): Oferece uma estratégia alternativa e inovadora para alcançar um perfil de libertação prolongada, em que a formulação permanecerá no estômago durante um período prolongado, libertando o fármaco in-situ, que depois se dissolverá no conteúdo líquido e passará lentamente para o intestino delgado[10] . A Figura 1.1 mostra a absorção de fármacos de ambas as classes.

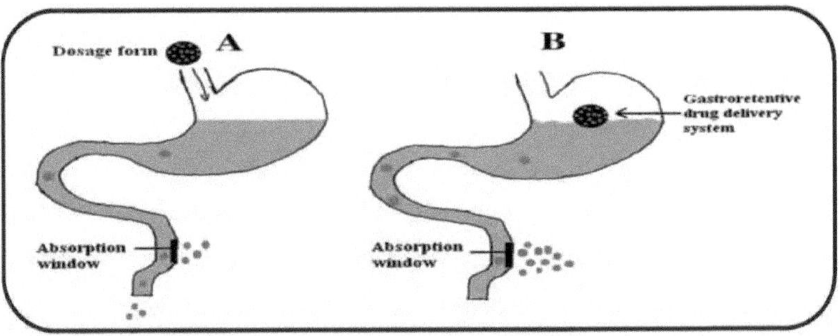

Figura 1.1: Absorção de fármacos em: (A) Forma de dosagem convencional (B) Sistema de entrega de medicamento gastroretentivo flutuante [12]

1.1.5. Vantagens da forma de dosagem oral de libertação gastroretentiva

1- Útil para medicamentos que são absorvidos a partir de locais específicos do trato gastrointestinal, como o estômago, por exemplo, sais ferrosos[11] .

2- Melhorar a fase de absorção de fármacos com uma janela de absorção estreita nas partes superiores do trato gastrointestinal, ou seja, menos solúveis num ambiente de pH elevado, que podem ter uma absorção colónica deficiente ou perturbar as bactérias colónicas normais[12] .

3- Melhorar a farmacoterapia do estômago através da libertação local do fármaco e, por conseguinte, de uma menor flutuação do nível plasmático do fármaco devido à libertação contínua do mesmo, por exemplo, antiácidos sistémicos: hidróxido de alumínio[13] .

4- Prolongar a administração de fármacos no trato gastrointestinal através do controlo do tempo de residência gástrico (TRG), melhorando assim a biodisponibilidade e reduzindo os efeitos secundários, ultrapassando as adversidades fisiológicas, como a incapacidade de conter e localizar o fármaco na região desejada. Isto deve-se ao esvaziamento gástrico variável e à motilidade nos seres humanos, que normalmente é em média de 2 a 3 horas através da zona de absorção principal, ou seja, o estômago e a parte superior do intestino, o que pode resultar na libertação incompleta do fármaco do sistema de administração do fármaco, levando à redução da eficácia da dose administrada[14] .

5- Eficaz para fármacos pouco solúveis e insolúveis. À medida que a solubilidade de um fármaco diminui, o tempo disponível para a dissolução do fármaco torna-se menos adequado e, por conseguinte, o tempo de trânsito torna-se um fator significativo que afecta a absorção do fármaco. Verifica-se que o sistema de administração de fármacos gastroretentivos proporciona uma libertação contínua e controlada no local de absorção com redução da dose, por exemplo, aciclovir, metformina, baclofeno[15] .

6- O sistema de administração de fármacos gastroretentivos é considerado uma alternativa muito melhor do que outras formulações ou novas formas de dosagem, como nanopartículas, microesferas e lipossomas, que também podem ser utilizadas para efeitos de libertação controlada, melhorando a absorção do fármaco através do estômago. Isto é, controlando a libertação durante um período mais longo e reduzindo assim a dosagem frequente do medicamento, o que melhora a adesão do doente[16] .

1.2. Aspectos biológicos da forma de dosagem gastroretentiva (GRDF)

1.2.1. Estômago

O trato gastrointestinal está dividido em três regiões principais, como mostra a Figura 1.2:

1.   Estômago.

2. Intestino delgado: duodeno, jejuno e íleo.

3. Intestino grosso[17] .

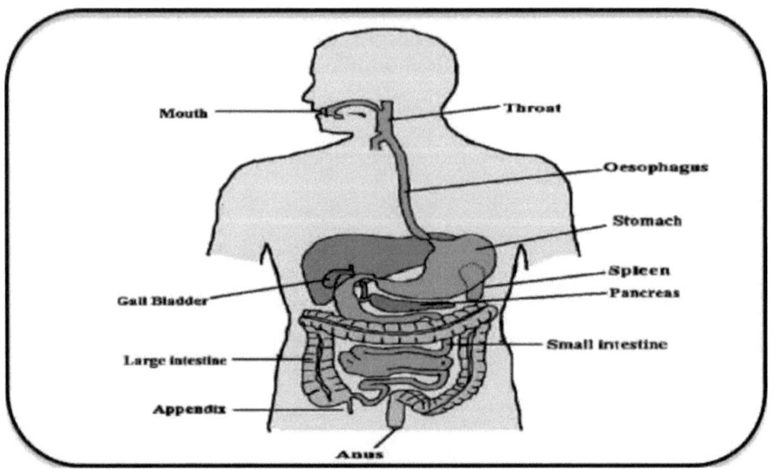

Figura 1.2: Anatomia do trato gastrointestinal [12]

As paredes do trato gastrointestinal, desde o estômago até ao intestino grosso, têm a mesma disposição básica de tecidos, de fora para dentro. A exceção é o estômago, que tem três camadas diferentes de músculo liso, responsáveis pela execução das funções motoras do trato gastrointestinal, ou seja, o esvaziamento gástrico e o trânsito intestinal[18] , como mostra a Figura 1.3.

O estômago está dividido em 3 partes:

a) Fundo: Também designado por estômago proximal, que exerce pressão sobre o conteúdo gástrico, pressionando-o em direção à região distal.

b) Corpo: A parte central, actua como um reservatório para materiais não digeridos.

c) Piloro ou antro: Também chamado de estômago distal, que actua como local de movimentos de mistura para impulsionar o conteúdo gástrico para o esvaziamento[19] .

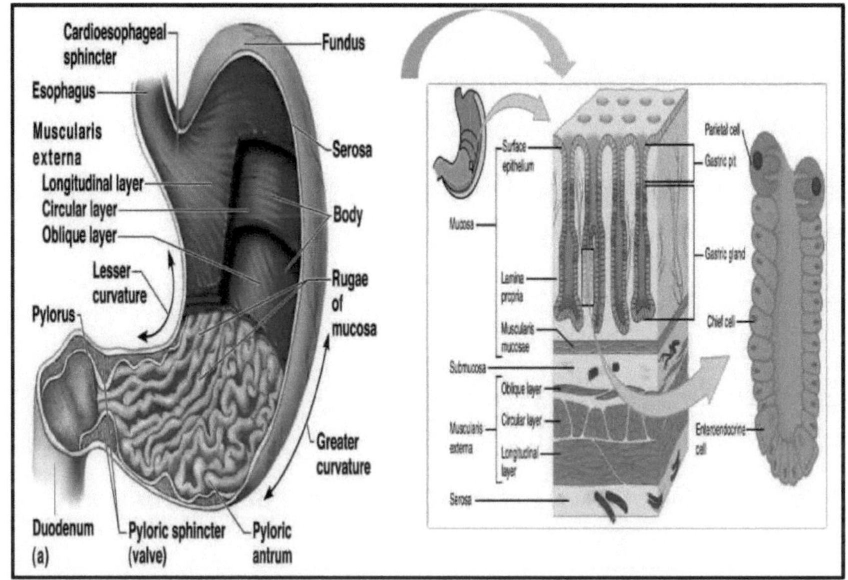

Figura 1.3: Anatomia do estômago [17]

A contração do músculo liso gástrico tem duas funções básicas:

❖ Os alimentos ingeridos são triturados, moídos e misturados para formar o quimo.

❖ O quimo é forçado através do canal pilórico para o intestino delgado num processo designado por esvaziamento gástrico[20] .

1.2.2 Características salientes da parte superior do TGI

As características do TGI superior são apresentadas no Quadro 1.1:

Quadro 1.1: Características do TGI superior

Secção	Comprimento (m)	Tempo de trânsito (hr)	PH	Microbiano contagem	Superfície de absorção (m)^2	Via de absorção
Estômago	0.2	Variável	1 - 4	<103	0.1	P, C, A
Intestino delgado	6-7	3 ± 1	5 - 7.5	103-1010	120-200	P, C, A, F, I, E, CM

P - Difusão passiva; C - Transporte por canal aquoso; A - Transporte ativo; F - Transporte facilitado;

I - Transporte de pares iónicos; E - Entero-ou pinocitose; CM - Transporte mediado por transportador.

Relativamente ao estômago:

pH gástrico: Sujeito saudável em jejum 1,1 ± 0,15 enquanto que em sujeito saudável alimentado 3,6 ± 0,4 e pode aumentar para 6 na presença de água e alimentos.

Volume: O volume em repouso (estado de colapso) é de cerca de 25-50 ml, enquanto que após uma refeição o volume de distensão pode atingir 1500 ml.

Secreção gástrica: São segregados cerca de 60 ml de ácido, pepsina, gastrina, muco e algumas enzimas.

Efeito dos alimentos na secreção gástrica: Cerca de 3 litros de secreções são adicionados aos alimentos durante o tempo de trânsito gastro intestinal[21].

1.2.3 Factores fisiológicos que afectam a absorção de medicamentos

1.2.3.1 Motilidade gástrica

A motilidade do estômago é sobretudo contrátil, controlada por um conjunto complexo de sinais neurais e hormonais. Assim, a motilidade gástrica provém das células musculares lisas que integram um grande número de sinais inibitórios e estimulantes que provocam a trituração dos alimentos em partículas mais pequenas, a mistura com os sucos gástricos, os movimentos para a frente e para trás do conteúdo gástrico e o esvaziamento, com todas as acções a ocorrerem em conjunto[22, 23].

Existem duas diferenças marcantes entre a motilidade gástrica:

a) No estado de jejum; a atividade motora denominada complexo motor mioeléctrico interdigestivo (IMMC) ou ciclo mioeléctrico migratório (MMC), que é uma série de eventos eléctricos que ocorrem a cada 2-3 horas, também este ciclo de movimentos peristálticos gerados para limpar o estômago e o intestino delgado de detritos indigestos, saliva engolida e células epiteliais descamadas

b) No estado alimentado, o modo digestivo compreende contracções contínuas. Estas contracções resultam na redução do tamanho das partículas alimentares (< 1 mm), que são impelidas para o piloro sob a forma de suspensão. Durante o estado de alimentação, o início da MMC é retardado, o que resulta num abrandamento da taxa de esvaziamento gástrico[24] .

1.2.3.2 Taxa de esvaziamento gástrico

A passagem do fármaco do estômago para o intestino delgado é designada por esvaziamento gástrico e ocorre tanto em jejum como em estado de alimentação. É a etapa que limita a taxa de absorção do fármaco, uma vez que o principal local de absorção é o intestino. Geralmente, o esvaziamento gástrico rápido aumenta a biodisponibilidade do fármaco. O esvaziamento gástrico retardado promove a dissolução dos fármacos pouco solúveis e é útil para os fármacos que são maioritariamente absorvidos pelo estômago ou pela parte proximal do intestino[25] .

Em geral, a velocidade de esvaziamento gástrico depende principalmente da viscosidade e do volume. No entanto, o aumento da acidez atrasa o tempo de esvaziamento gástrico. No caso das pessoas idosas, o esvaziamento gástrico é mais lento. Geralmente, as mulheres têm um tempo de esvaziamento gástrico mais lento do que os homens. O stress aumenta a velocidade de esvaziamento gástrico e a depressão torna-o mais lento[26] .

A MMC divide-se ainda em 4 fases, como mostra a Figura 1.4:

1.   Fase I (fase basal): Dura de 30 a 60 minutos com raras contracções.

2.   Fase II (fase de pré-explosão): Dura 20 a 40 minutos com potenciais de ação e contracções intermitentes. À medida que a fase avança, a intensidade e a frequência também aumentam gradualmente.

3.   Fase III (fase de rebentamento): Dura 10 a 20 minutos e inclui contracções intensas e regulares durante um curto período. É devido a esta onda que todo o material não digerido é varrido do estômago para o intestino delgado. Também é conhecida como a onda da governanta.

4.   Fase IV: É um período de transição entre a fase III e a fase I e tem a duração de 0 a 5 minutos[27] .

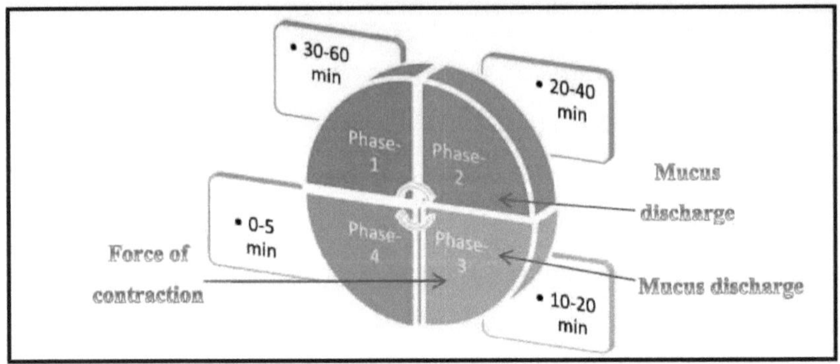

Figura 1.4: Padrão de Motilidade Gastrointestinal [27]

1.3. Factores que controlam o sistema de administração de medicamentos gastroretentivos (GRDDS)

Vários factores considerados como afectando o tempo de retenção gástrica (TRG), que têm impacto no desenvolvimento de formas de dosagem gastroretentivas e prolongam os intervalos de dosagem, melhorando assim a adesão dos doentes, podem ser classificados em

- *Factores relacionados com as formas de dosagem*

- Tamanho da forma de dosagem

Para permitir que a forma de dosagem passe através da válvula pilórica para o intestino delgado, o tamanho das partículas deve ser da ordem de 1 a 2 mm. Na maioria dos casos, quanto maior for a forma de dosagem, maior será o GRT[28] .

- Forma da forma de dosagem

Os dispositivos em forma de anel e em forma de tetraedro têm um melhor tempo de permanência gástrica em comparação com outras formas[28] .

- Densidade da forma de dosagem

A densidade da forma de dosagem afecta a taxa de esvaziamento gástrico. Uma forma de dosagem flutuante tem uma densidade inferior à dos fluidos gástricos (1,004g/ml).

Assim, a unidade de dosagem é retida no estômago durante um período prolongado, uma vez que está afastada do esfíncter pilórico[28] .

• *Factores relacionados com a ingestão de alimentos e a sua natureza*

• Estado alimentado e não alimentado

A motilidade gástrica é mais elevada em condições de jejum, o que revela um menor tempo de retenção gástrica[29] .

• Natureza dos alimentos

Normalmente, a presença de alimentos no trato gastrointestinal e a alimentação com polímeros indigestos ou sais de ácidos gordos podem alterar o padrão de motilidade do estômago para um estado de alimentação. Assim, a diminuição da taxa de esvaziamento gástrico melhora o tempo de retenção gástrica da forma de dosagem e aumenta a absorção dos fármacos, permitindo a sua permanência no local de absorção durante um período de tempo mais longo[29] .

• Conteúdo calórico

A velocidade de esvaziamento gástrico depende essencialmente do conteúdo calórico da refeição ingerida. Não difere entre proteínas, gorduras e hidratos de carbono, desde que o seu conteúdo calórico seja o mesmo. Em geral, um aumento da acidez, da osmolaridade e do valor calórico atrasa o esvaziamento gástrico[30] .

• Frequência de alimentação

Quanto maior for a frequência de ingestão de alimentos, maior será o tempo de retenção gástrica[30] .

• *Factores relacionados com o doente*

• Género e idade

A taxa de esvaziamento gástrico pode ser diferente nos homens e nas mulheres. Geralmente, o esvaziamento gástrico nas mulheres é mais lento do que nos homens. As pessoas idosas, especialmente as que têm mais de 70 anos, têm um tempo gastroretentivo mais longo. Assim, o tempo de esvaziamento gástrico é mais lento[31] .

• Postura

O tempo de retenção gástrica pode variar entre os estados supino e ereto do doente. Na posição ereta, os sistemas flutuantes flutuaram até o topo do conteúdo gástrico e permaneceram por mais tempo, mostrando um TRG prolongado. No entanto, as unidades não flutuantes fixaram-se na parte inferior do estômago e sofreram um esvaziamento mais rápido devido às contracções peristálticas. No entanto, em posição supina, as unidades flutuantes são esvaziadas mais rapidamente do que as unidades não flutuantes de tamanho semelhante[31] .

• Administração de medicamentos concomitantes

A administração de fármacos anticolinérgicos como a atropina aumenta o tempo de permanência gástrica através da contração dos músculos lisos GI, diminuindo assim o tónus, a amplitude e a frequência das contracções peristálticas. Por outro lado, medicamentos como a metoclopramida diminuem o tempo de permanência gástrica através da estimulação do músculo liso gastrointestinal, aumentando assim a libertação de acetilcolina e sensibilizando os receptores muscarínicos[31] .

• *Estado da doença*

Doenças como a gastroenterite, a estenose pilórica e a diabetes revelam um aumento do tempo de permanência gástrico. No caso de gastrectomia parcial ou total e de úlceras duodenais, verifica-se uma diminuição do tempo de permanência gástrico[32] .

• *Volume do fluido gastrointestinal*

O volume de líquidos administrados afecta o tempo de esvaziamento gástrico. Quando o volume é grande, o esvaziamento é mais rápido. Os líquidos frios atrasam o esvaziamento gástrico, enquanto os líquidos mais quentes aceleram o esvaziamento gástrico[32] .

• *Efeito do fluido gastrointestinal*

Na comparação entre as unidades flutuantes e não flutuantes, concluiu-se que, independentemente do seu tamanho, as unidades flutuantes permaneciam flutuantes no conteúdo gástrico, protegidas das ondas peristálticas durante a fase digestiva, enquanto as unidades não flutuantes permaneciam perto do piloro e afundavam-se, ficando assim sujeitas às ondas de propulsão e retropulsão da fase digestiva[32] .

1.4. Requisitos para a forma de dosagem de retenção gástrica

Uma das principais questões é o facto de a forma de dosagem dever atingir a retenção gástrica:

1- Satisfação de factores como a densidade, o tamanho e a forma da forma de dosagem no estômago. 2- Deve ser capaz de suportar as forças causadas pelas ondas peristálticas no estômago, as contracções constantes e a trituração.

3- Deve resistir ao esvaziamento gástrico prematuro.

4- Além disso, uma vez cumprido o seu objetivo, deve sair facilmente do estômago[33]

.

1.5 Abordagens para a forma de dosagem de retenção gástrica

Na última década, foram efectuadas várias abordagens tecnológicas para desenvolver uma forma de dosagem que aumente a retenção de uma forma de dosagem oral no estômago. Estas abordagens para a GRDDS são apresentadas esquematicamente na Figura 1.5 e esquematicamente na Figura 1.6

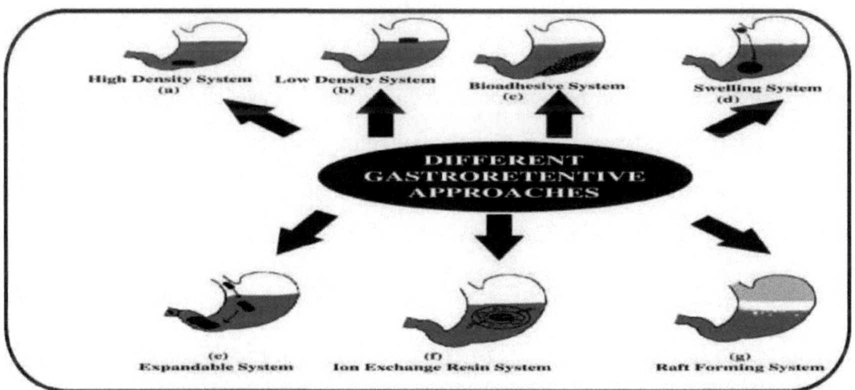

Figura 1.5: Diferentes abordagens do sistema de administração de medicamentos

gastroretentivos [12]

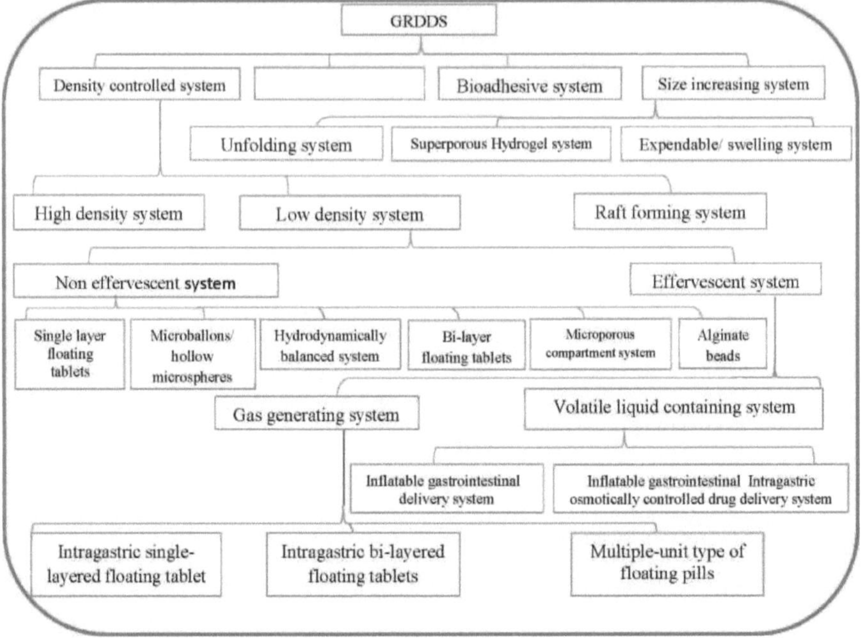

Figura 1.6: Várias abordagens utilizadas para o sistema de administração de medicamentos gastroretentivos [34]

1.5.1 Sistemas de aumento de tamanho

A retenção da forma de dosagem no estômago pode ser conseguida aumentando o seu tamanho acima do diâmetro do piloro (13 mm) (mesmo durante a onda da governanta). Inicialmente, a forma de dosagem deve ser de tamanho pequeno para facilitar a deglutição, mas depois de entrar em contacto com o fluido gástrico, deve aumentar de tamanho rapidamente para evitar o esvaziamento gástrico prematuro. Após um determinado intervalo de tempo, o sistema deve ser eliminado do estômago[34] . O sistema de aumento de tamanho pode ser conseguido da seguinte forma:

❖ *Sistemas expansíveis/habitáveis*

Esta forma de dosagem é retida no estômago durante um longo período de tempo, designado por "sistemas de tipo tampão", porque tendem a permanecer alojados no esfíncter pilórico. Assim, são necessárias três disposições: a- Ingestão oral engolida numa configuração pequena.

b- Expandidos até um tamanho que impede a sua passagem através do piloro, como mostra a Figura 1.7.

c- Finalmente, após a libertação do fármaco num tempo pré-determinado, o dispositivo está pronto para ser evacuado, uma vez que já não pode atingir ou manter a configuração expandida. Isto deve-se ao facto de o sistema perder a sua integridade devido a uma perda de resistência mecânica causada por abrasão ou erosão ou de se desfazer em pequenos fragmentos quando a membrana se rompe em resultado de uma expansão contínua, podendo ainda sofrer erosão na presença de suco gástrico[35] .

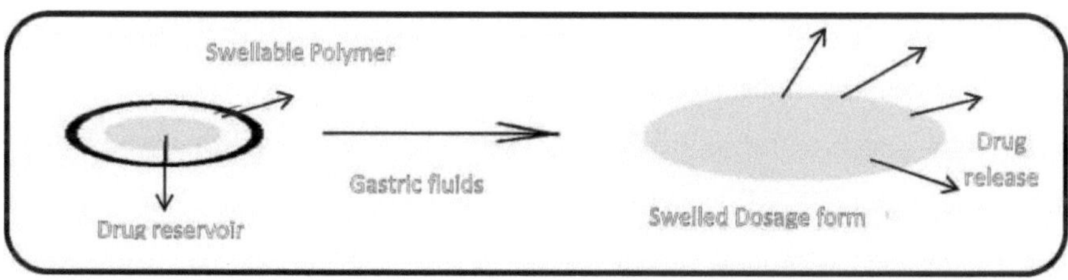

Figura 1.7: Libertação de fármacos a partir de sistemas expansíveis [18]

❖ *Sistemas de hidrogéis superporosos*

Embora estes sejam sistemas expansíveis, diferem suficientemente dos tipos convencionais. Os hidrogéis convencionais com tamanho de poro que varia entre 10 nm e 10 µm têm um processo muito lento de absorção de água e requerem várias horas para atingir um estado de equilíbrio durante o qual pode ocorrer a evacuação prematura da forma de dosagem. Enquanto o hidrogel superporoso tem um tamanho médio de poro >100 µm que incha até um tamanho de equilíbrio num minuto, devido à rápida absorção de água por humedecimento capilar através de numerosos poros abertos interligados. Além disso, incham até atingirem um tamanho grande (rácio de dilatação de 100 ou mais) e destinam-se a ter uma resistência mecânica suficiente para suportar a pressão da contração gástrica[36] , como se mostra na Figura 1.8.

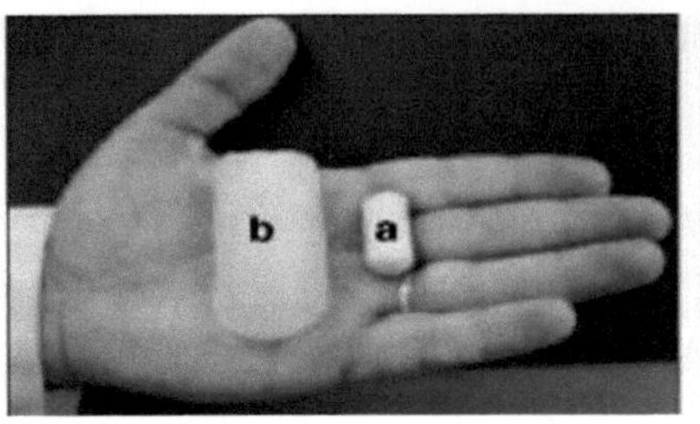
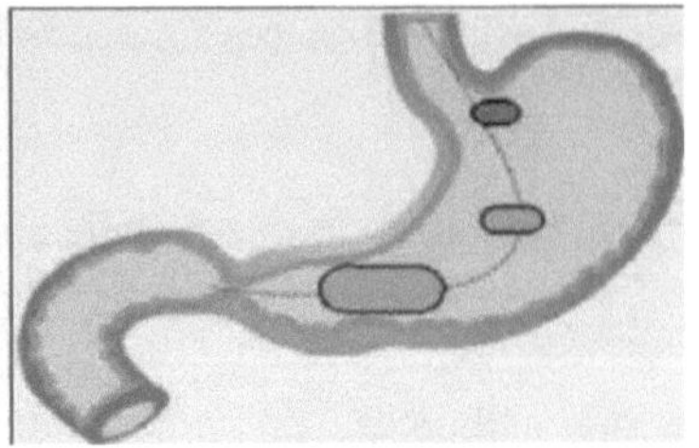

Figura 1.8: Ilustração Esquemática do Trânsito de Hidrogéis Superporosos, à Esquerda (a) no seu Estado Seco (b) no seu Estado Inchado de Água. À direita; o Trânsito do Hidrogel Superporoso [18]

** Sistemas de desdobramento*

Este sistema contém várias formas geométricas que se desdobram, como se mostra na Figura 1.9, tais como tetraedro, anel, folha de trevo, disco, cordel e pelota/esfera, que acabam por aumentar as dimensões e impedem a passagem através do piloro. Para uma absorção conveniente, a forma de dosagem deve ser embalada firmemente numa cápsula de gelatina que se dissolverá no estômago e o dispositivo desdobrar-se-á ou abrir-se-á para obter uma configuração alargada após a dissolução do invólucro da cápsula. Estes sistemas consistem em, pelo menos, um polímero erodível e um fármaco que se dispersa na matriz polimérica necessária para um tempo gastroretentivo prolongado[37] .

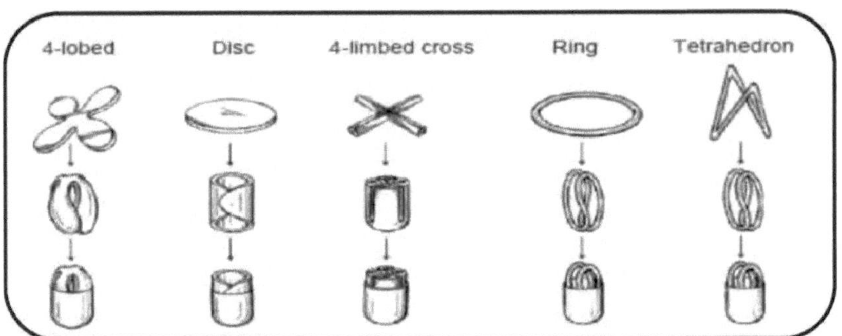

Figura 1.9: Diferentes formas geométricas de sistemas de desdobramento [18]

1.5.2 Sistemas Bioadesivos/ Mucoadesivos

O termo bioadesão é definido como uma adesão a uma superfície biológica, ou seja, mucina e/ou superfície epitelial gástrica (mucosa), alargando assim o GRT do sistema de libertação de fármacos no estômago[38] . Os sistemas de libertação controlada mucoadesivos aumentam a eficácia do fármaco, mantendo a concentração do fármaco dentro do nível terapêutico, inibindo a diluição dos fármacos nos fluidos corporais e permitindo a orientação e localização dos fármacos num local específico. A duração do contacto e a intimidade entre as partículas de polímero-fármaco e a superfície da mucosa são aumentadas pela mucoadesão com a membrana biológica[39] .

1.5.3 Sistemas magnéticos

Esta forma de dosagem contém um pequeno íman interno incorporado no núcleo ou matriz do sistema e um íman externo colocado no abdómen sobre a posição do estômago. Mas o íman externo tem de ser posicionado com um grau de precisão que pode comprometer a adesão do doente[40] .

1.5.4 Sistemas de densidade controlada

1.5.4.1 Sistemas de alta densidade

A sedimentação tem sido utilizada como mecanismo de retenção para sistemas de alta densidade que são suficientemente pequenos para serem retidos nas dobras do corpo do estômago perto da região pilórica. Esta abordagem envolve a formulação de formas de dosagem com uma densidade que deve exceder a densidade do conteúdo normal do estômago ($\sim$ 1,004 g/cm^3). Estas formulações são preparadas revestindo o medicamento num núcleo pesado ou misturado com materiais inertes, como pó de ferro, sulfato de bário, óxido de zinco e óxido de titânio. Os materiais aumentam a densidade até 1,5-2,8 g/cm^3 [41] .

1.5.4.2 Sistemas de formação de jangadas

Trata-se de uma revolução avançada na administração oral controlada de fármacos que tem recebido muita atenção para a administração de fármacos em infecções e perturbações gastrointestinais. O sistema de formação de jangadas é uma das abordagens que envolvem a formulação de um líquido flutuante efervescente, que foi avaliado para sustentar a administração e o direcionamento do fármaco. O mecanismo do sistema de formação de jangadas envolve a formação de um gel coesivo viscoso em contacto com os fluidos gástricos, em que cada porção do líquido incha, formando uma camada contínua denominada jangada. Esta camada flutua sobre o fluido gástrico porque a sua densidade aparente é inferior à do fluido gástrico, pelo que o sistema permanece flutuante no estômago durante o seu conteúdo sem afetar a taxa de esvaziamento gástrico, mas impede o refluxo do conteúdo gástrico para o esófago, actuando como uma barreira entre o estômago e o esófago[42] .

1.5.4.3 Sistemas de Baixa Densidade/Sistemas Flutuantes

O sistema flutuante de administração de fármacos é uma das abordagens importantes para conseguir a retenção gástrica e obter uma biodisponibilidade suficiente do fármaco. Este sistema de administração é desejável para fármacos com uma janela de absorção no estômago ou na parte superior do intestino delgado[43] . Os sistemas flutuantes têm uma densidade aparente inferior à do fluido gástrico, pelo que permanecem flutuantes no estômago sem afetar a taxa de esvaziamento gástrico durante um período de tempo prolongado. Enquanto o sistema flutua sobre o conteúdo gástrico, o fármaco é libertado lentamente à taxa desejada, o que resulta num aumento do TAB e numa menor flutuação da concentração plasmática do fármaco[44] .

1.5.5 Méritos e deméritos da GRDDS

As vantagens e desvantagens das diferentes abordagens GRDDS são apresentadas no Quadro 1.2.

Tabela 1.2: Méritos e deméritos de diferentes abordagens GRDDS

Abordagens	Méritos e deméritos
Sistema expansível	**Méritos: De** tamanho pequeno, pode ser facilmente engolido e aumenta de tamanho para evitar a passagem através do piloro para uma permanência prolongada no estômago (^{45}). **Desvantagens:** Demora muito tempo, dificuldade de formulação, não é muito utilizado (^{46}).
Sistema de hidrogel	**Vantagens:** Propriedade de inchaço rápido, elevado rácio de inchaço, boa

superporoso	resistência mecânica e tempo de inchaço curto: Propriedades mecânicas fracas [47].
Sistema bioadesivo/ mucoadesivo	**Méritos:** Melhora a adesão dos doentes, excelente acessibilidade, rápido início de ação, redução da frequência de dosagem, rápida absorção. **Desvantagens: A** bioadesão é difícil de manter devido à rápida renovação da mucina no TGI, à ocorrência de efeitos ulcerosos locais devido ao contacto prolongado do medicamento no estômago [48].
Sistema magnético	**Méritos:** Prolongar a retenção gástrica de fármacos no estômago. **Desvantagens:** Não é muito utilizado porque o íman externo deve ser posicionado com um elevado grau de precisão [49].
Abordagens	**Méritos e deméritos**
Sistema de alta densidade	**Méritos:** Densidade superior à dos fluidos gástricos, pelo que fica retido na parte antral do estômago e é capaz de suportar os seus movimentos peristálticos, permitindo assim a libertação do fármaco durante um período de tempo prolongado [50]. **Desvantagens:** Não é comercializado porque é difícil de fabricar com uma quantidade elevada de fármaco (>50%) e também porque é difícil atingir uma densidade de cerca de 2,8 g/cm3[51].
Sistema de formação de jangadas	**Méritos:** · Forma uma camada viscosa de baixa densidade sobre o conteúdo gástrico, portanto, mais área de superfície que leva a uma maior liberação de drogas e melhora a eficácia terapêutica. - Melhora a adesão dos doentes à terapêutica uma vez por dia e a sua ação ocorre em segundos durante um longo período. **Deméritos:** · Problema de estabilidade que levará a alteração do pH em armazenamento prolongado também degradação química ou degradação microbiana[52, 12].
Sistema de baixa densidade/ Sistemas flutuantes	**Méritos:** · Melhor adesão tão amplamente utilizada, não há dumping de dose, e melhora a eficácia devido à libertação sustentada de fármacos, reduzindo a frequência de dosagem. · Flutua no fluido gástrico que liberta o fármaco lentamente, melhorando assim a absorção do fármaco devido ao aumento da TAB que aumenta a

biodisponibilidade e reduz a irritação.

• Administração específica de medicamentos que são absorvidos e têm ação local através do estômago, por exemplo, sais ferrosos e antiácidos[53]. **Deméritos:** · A flutuabilidade não pode ser prevista o que pode causar obstrução no trato gastrointestinal produzindo irritação.

• A flutuação requer um elevado nível de fluidos no estômago com um mínimo de um copo cheio de água (200-250 ml).

• Não tomar antes de deitar porque o esvaziamento gástrico ocorre de forma aleatória e altamente dependente do diâmetro e tamanho em posição supina[54, 55].

1.6 Sistema flutuante de administração de medicamentos

1.6.1 Classificação do sistema flutuante de administração de medicamentos

Com base no mecanismo de flutuação, foram utilizadas duas tecnologias distintas para o desenvolvimento de sistemas flutuantes de administração de medicamentos, incluindo

1.6.1.1 Sistema não efervescente

O sistema de administração de medicamentos flutuantes não efervescentes baseia-se no mecanismo de inchaço do polímero no trato gastrointestinal. As formas de dosagem flutuantes não efervescentes utilizam hidrocolóides, polissacáridos e polímeros formadores de matrizes do tipo celulose gelificante ou inchável. Os métodos de formulação destas formas de dosagem envolvem a mistura do fármaco com um polímero, que incha em contacto com o fluido gástrico devido ao ar retido pelo polímero inchado que confere flutuabilidade a estas formas de dosagem após administração oral. Além disso, mantém uma integridade relativa da forma e uma densidade aparente inferior a um no ambiente gástrico. A estrutura gelatinosa inchada assim formada actua como um reservatório e permite a libertação sustentada do fármaco através da massa gelatinosa. Os excipientes mais utilizados nestes sistemas são a hidroxipropilmetilcelulose (HPMC), o alginato de sódio e o cloreto de cálcio[56]

. Existem muitos tipos de sistemas não efervescentes, incluindo:

❖ *Sistemas hidrodinamicamente equilibrados (HBS)*

Estes sistemas contêm um fármaco misturado com um polímero hidrocolóide formador de gel administrado numa cápsula gelatinosa para se manter flutuante no conteúdo do estômago[57] . O invólucro da cápsula dissolve-se em contacto com a água e a mistura incha para formar uma barreira gelatinosa, que confere flutuabilidade à forma de dosagem no suco gástrico durante um longo período. A erosão contínua da superfície permite a penetração de água nas camadas interiores, mantendo a hidratação da superfície e a flutuabilidade da forma de dosagem[58] , como se mostra na Figura 1.10. Estes sistemas contêm um ou mais polímeros hidrofílicos formadores de gel, como a HPMC, que é o mais utilizado, a hidroxietilcelulose (HEC), a hidroxipropilcelulose (HPC), a carboximetilcelulose de sódio (NaCMC), o ágar, a carragenina e o ácido algínico[59] .

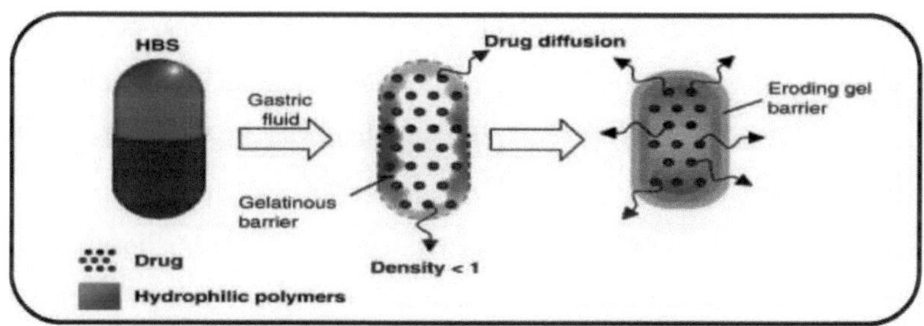

Figura 1.10: Sistema hidrodinamicamente equilibrado (HBS)[59] .

❖ *Microbalões/Microesferas ocas*

As microesferas são definidas como partículas homogéneas e monolíticas com um tamanho de cerca de 0,1-1000 μm e são amplamente utilizadas como transportadores de fármacos para libertação controlada. Flutuam no conteúdo do estômago e depois aderem ao revestimento mucoso à medida que o estômago se esvazia, como se mostra na Figura 1.11. Os polímeros habitualmente utilizados para desenvolver estes sistemas são o policarbonato, o acetato de celulose, o alginato de cálcio, o eudragit S, o ágar, a pectina com baixo teor de metoxilação[60] .

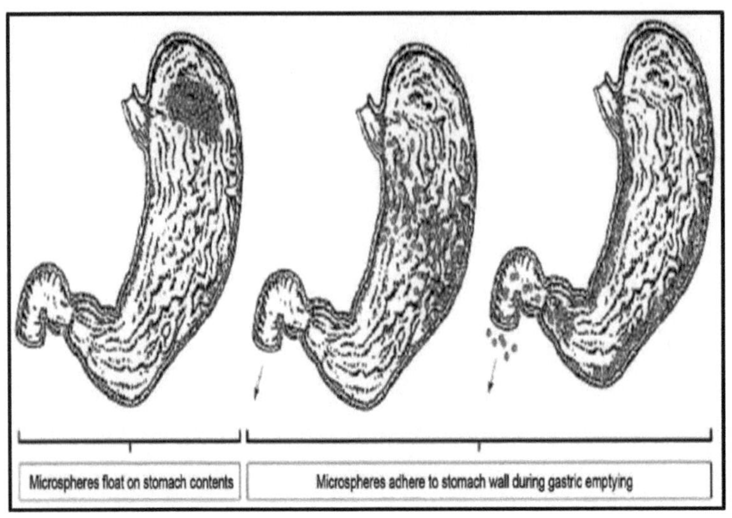

Figura 1.11: Mecanismo de retenção de microesferas no estômago humano [60]

❖ *Pérolas de alginato*

Para desenvolver um sistema flutuante baseado em pérolas reticuladas, podem ser formuladas pérolas esféricas de aproximadamente 2,5 mm de diâmetro utilizando Ca^{2+} e alginato de sódio. Nesta abordagem, em geral, a solução de alginato de sódio é colocada numa solução aquosa de cloreto de cálcio e provoca a precipitação de alginato de cálcio. Estas esferas são depois separadas e secas por convecção de ar e liofilização, conduzindo à formulação de um sistema poroso, que pode manter uma força de flutuação durante mais de 12 horas. Estas pérolas melhoram o GRT durante mais de 5,5 horas[61] .

❖ *Sistema de compartimentos microporosos*

Esta abordagem baseia-se no princípio do encapsulamento de um reservatório de fármaco no interior de um compartimento microporoso com poros ao longo das paredes superior e inferior, como se mostra na Figura 1.12. As paredes periféricas do dispositivo foram completamente seladas para evitar qualquer contacto direto da superfície gástrica com o fármaco não dissolvido. No estômago, a câmara de flutuação que contém ar aprisionado faz com que o sistema de administração flutue no fluido gástrico. O fluido gástrico entra através da abertura, dissolve o fármaco e provoca o transporte contínuo do fármaco através do intestino[62] .

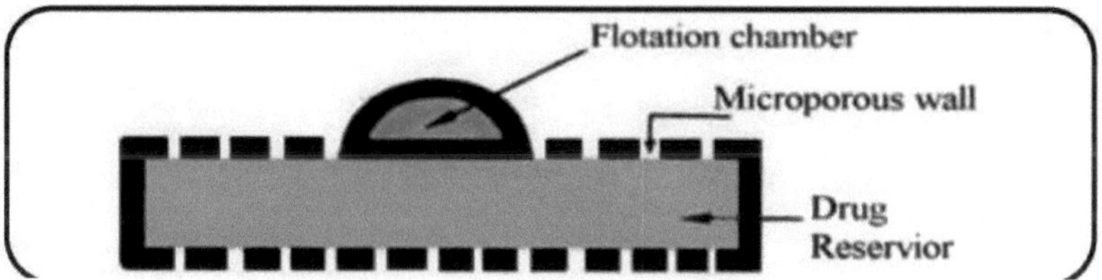

Figura 1.12: Modelo de compartimento microporoso [62]

❖ *Comprimidos flutuantes*

Comprimidos flutuantes de camada única.

São formulados através da mistura uniforme de um fármaco com materiais entéricos hidrocolóides formadores de gel de baixa densidade, como o ftalato de acetato de celulose e a hidroxilpropilmetilcelulose, que incham em contacto com o fluido gástrico e mantêm uma gravidade específica inferior a um[63] .

Comprimidos flutuantes de duas camadas

Um comprimido de duas camadas contém duas camadas: uma é uma camada de libertação imediata que liberta a dose de carga do sistema, enquanto a outra é uma camada de libertação sustentada que liberta a dose absorvendo o fluido gástrico para formar uma barreira de gel coloidal impermeável na sua superfície e mantém uma gravidade específica inferior à unidade, permanecendo assim flutuante no estômago[64] .

1.6.1.2 Sistema efervescente

❖ S*istemas de produção de gás*

A flutuabilidade é conseguida quando o sistema chega ao estômago e entra em contacto com os fluidos gástricos, ficando o líquido preso nas matrizes de camada hidrocolóide gelificada preparadas com polímeros expansíveis como a metilcelulose (MC) e o HPMC. As reacções ocorrem entre os sais de carbonato/bicarbonato e o ácido cítrico/tartárico para libertar gás CO_2 à temperatura corporal, diminuindo assim a sua gravidade específica, fazendo-o flutuar no estômago e libertar o fármaco lentamente a uma taxa desejada[65].

As substâncias efervescentes incorporadas no polímero hidrofílico e as bolhas de CO_2 ficam presas na matriz inchada, como na Figura 1.13[66].

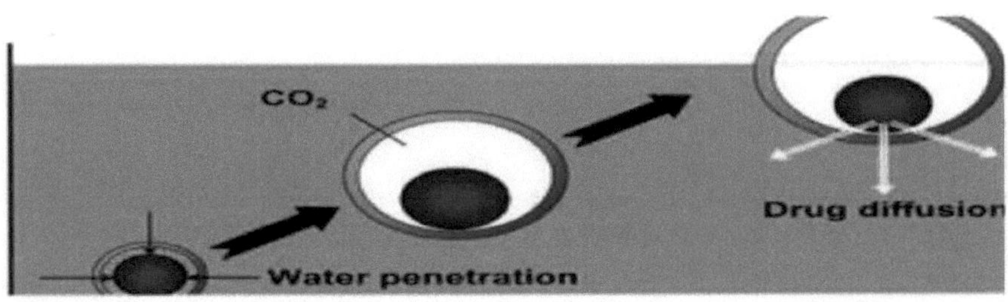

Figura 1.13: Sistema de produção de gás [66]

Existem muitos tipos de sistemas de geração de gás, incluindo: comprimidos flutuantes intragástricos de camada única[67], comprimidos flutuantes intragástricos de duas camadas[68] e comprimidos flutuantes de várias unidades[69].

** Sistema que contém líquidos voláteis.*

Este dispositivo é um sistema de flutuação controlada que aumenta o GRT e mantém a libertação do medicamento. Contém uma unidade oca deformável que pode ser transformada de uma posição recolhida para uma posição expandida e regressar à posição recolhida após um período prolongado. A unidade deformável consiste em duas câmaras separadas por uma bexiga móvel, impermeável e sensível à pressão. A primeira câmara é carregada com o fármaco e a segunda câmara é carregada com o líquido volátil ilustrado na Figura 1.14[70]. Existem vários tipos de sistemas que contêm líquidos voláteis, incluindo o sistema insuflável de administração gastrointestinal[71] e o sistema intragástrico de administração de medicamentos controlado osmoticamente[72].

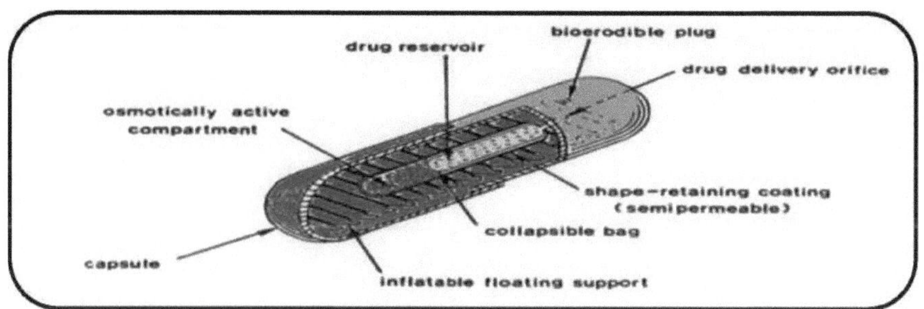

Figura 1.14: Sistema que contém líquidos voláteis [70]

1.7 Sistemas de gelificação in-situ

In-situ é uma palavra latina que significa "no seu lugar original ou em posição"[73] . A investigação intensiva centrou-se no desenvolvimento de novos sistemas de administração de fármacos que melhorem a eficácia e a biodisponibilidade, reduzindo assim a frequência de dosagem e minimizando os efeitos secundários. Como progresso, foram concebidos sistemas de administração polimérica que se formam in situ, devido às vantagens de uma administração fácil, de uma dose exacta e de um tempo de permanência prolongado do fármaco em contacto com a mucosa, em comparação com a forma de dosagem líquida convencional, bem como de uma melhor adesão e conforto do doente ([74]).

A formação de gel in situ ocorre devido a um ou a uma combinação de diferentes estímulos, como a alteração do pH, a modulação da temperatura e a troca de solventes. Os sistemas poliméricos inteligentes representam meios promissores de administração de fármacos; estes polímeros sofrem uma transição sol-gel aquando da sua administração[75] . Os géis são um estado intermédio da matéria que contém componentes sólidos e líquidos. O componente sólido compreende uma rede 3D de moléculas ou agregados interligados que imobilizam a fase líquida contínua. Os géis também podem ser classificados (com base na natureza das ligações envolvidas na rede sólida 3D): os géis químicos surgem quando as ligações covalentes fortes mantêm a rede unida e os géis físicos quando as ligações de hidrogénio, a interação eletrostática e as paredes de Vander mantêm a rede de gel[76] .

Os hidrogéis são géis aquosos com polímeros ou copolímeros de elevado peso molecular, hidrofílicos e reticulados que formam uma rede 3D em água. Foi demonstrado que estes géis combinam um tempo de permanência significativamente mais longo com uma maior biodisponibilidade do fármaco. Os hidrogéis são polímeros que têm a capacidade de absorver e reter grandes quantidades de água e fluidos biológicos; além disso, incham e induzem uma transição líquido-gel[77].

O gel in situ flutuante gastroretentivo refere-se a uma solução polimérica de baixa viscosidade que, ao entrar em contacto com os fluidos gástricos, sofre uma alteração da conformação polimérica e produz um gel forte e viscoso de densidade inferior à dos fluidos gástricos. A gelificação pode ser desencadeada por modulação da temperatura, alteração do pH e reticulação iónica. Os géis in situ podem ser administrados por via oral, ocular, rectal, vaginal, injetável e intra-peritoneal[78, 79].

1.7.1 Abordagens para a conceção de um sistema de gel in situ

I) sistemas de gel in-situ induzidos fisicamente

A- Inchaço: A formação in situ ocorre quando o material absorve água do ambiente circundante e se expande para dar o espaço desejado. Um exemplo de substância é o myverol 18-99 (mono-oleato de glicerol), que é um lípido polar que incha na água para formar estruturas de fase líquido-cristalina. Tem algumas propriedades bioadesivas e pode ser degradado in vivo por ação enzimática.

B- Difusão: Este método envolve a difusão do solvente da solução de polímero para o tecido circundante e resulta na precipitação ou solidificação da matriz de polímero. A N-metilpirrolidona (NMP) demonstrou ser um solvente útil para este sistema[80].

II) Sistemas de gel in-situ induzidos quimicamente

A- Reticulação iónica: Certos polissacáridos sensíveis aos iões, como a carragenina iota, a goma gelana (Gelrite®), a pectina e o alginato de sódio, sofrem uma transição de fase na presença de vários iões, como o k^+, o Ca^{2+}, o Mg^{2+}, o Na^+ [81]. A formação de gel in situ envolve a administração de soluções líquidas aquosas que, uma vez administradas, formam gel em determinadas condições, o que implica a utilização de um agente gelificante que pode formar um sistema que contém o fármaco disperso e outros excipientes. A gelificação deste sistema é conseguida através da utilização de soluções poliméricas, como a goma gelana e o alginato de sódio, desencadeada por uma complexação iónica que contém iões divalentes complexados com Na-citrato, que se decompõem no ambiente ácido do estômago para libertar iões divalentes livres (Ca^{2+}) devido à alteração do pH. Os iões Ca^{2+} livres ficam presos nas cadeias poliméricas, provocando assim a ligação cruzada das cadeias poliméricas para formar a estrutura da matriz, o que causa a gelificação in situ da solução administrada por via oral, como se mostra na equação[82] :

$$\text{Sodium citrate} + \text{NaHCO}_3 + \text{CaCl}_2 \longrightarrow \text{Ca. citrate}$$

$$\text{Complex} \quad \underrightarrow{\text{Acidic Environment} \quad Ca^{2+} + COO^-}$$

O gel in situ envolve a formação de zonas de junção helicoidal dupla por agregação de segmentos helicoidais duplos para formar uma rede dimensional por complexação com catiões e ligação de hidrogénio com água. Enquanto o sistema flutua no estômago, o fármaco é libertado lentamente do sistema à taxa desejada. Após a libertação do fármaco, o sistema residual é esvaziado do estômago[83] .

B- Reticulação enzimática: Formação de gel in situ catalisada por enzimas naturais. Por exemplo, os polímeros catiónicos sensíveis ao pH que contêm insulina e glucose oxidase imobilizadas podem inchar em resposta ao nível de glucose no sangue, libertando a insulina aprisionada. Assim, o ajuste da quantidade de enzima controla a taxa de formação do gel, o que permite que as misturas sejam injectadas antes da formação do gel[84] .

C- Fotopolimerização: Uma solução de monómeros como o acrilato ou outros grupos funcionais polimerizáveis e um iniciador podem ser injectados no local do tecido e a aplicação de radiação electromagnética utilizada para formar um gel concebido para ser facilmente degradado por processos químicos ou enzimáticos ou pode ser concebido para persistência a longo prazo in vivo. Normalmente, são utilizados os comprimentos de onda visível e ultravioleta de comprimento de onda longo, ao passo que o ultravioleta de comprimento de onda curto não é utilizado porque tem uma penetração limitada nos tecidos e é biologicamente prejudicial[84] .

III) Formação de gel in-situ baseada em estímulos fisiológicos

A- Gelificação in-situ dependente da temperatura: Estes hidrogéis são líquidos à temperatura ambiente (20°C-25°C) e sofrem gelificação quando entram em contacto com os fluidos corporais (35°C-37°C), devido a um aumento da temperatura. Esta abordagem explora a transição de fase induzida pela temperatura. Alguns polímeros sofrem alterações abruptas na solubilidade em resposta ao aumento da temperatura ambiente (temperatura crítica inferior da solução, LCST) e formação de hidrogel sensível à temperatura negativa, em que a ligação de hidrogénio entre o polímero e a água se torna desfavorável, em comparação com as interacções polímero-polímero e água-água. Também ocorre uma transição abrupta quando a macromolécula solvatada desidrata rapidamente e muda para uma estrutura mais hidrofóbica. Em alternativa, alguns polímeros anfifílicos aumentam a LCST, onde os auto-montagens em solução mostram mais empacotamento de micelas e formação de gel devido às interacções polímero-polímero quando a temperatura é aumentada, por exemplo, o polímero N-isopropilacrilamida-co-butilmetacrilato {P(NIPAAm-co-BMA)} reticulado. Um hidrogel sensível à temperatura positiva tem uma temperatura de solução crítica superior (UCST), que se contrai após arrefecimento abaixo da UCST e incha a alta temperatura para, por exemplo, redes de polímeros de poli (ácido acrílico) (PAA) e poliacrilamida (PAAm) ou poli (acrilamida-co-metacrilato de butilo) têm uma dependência positiva da temperatura de inchaço[78, 85] .

B- Gelificação in situ dependente do pH: Os polímeros que contêm grupos funcionais ácidos ou alcalinos que respondem a alterações do pH são designados por polímeros sensíveis ao pH. O pH é um sinal importante, que pode ser tratado através de materiais sensíveis ao pH. A gelificação da solução é despoletada por uma alteração do pH. Os polímeros com um grande número de grupos ionizáveis são conhecidos como polielectrólitos. O inchaço do hidrogel aumenta à medida que o pH externo aumenta no caso de grupos fracamente ácidos (aniónicos), mas diminui se o polímero contiver grupos fracamente básicos (catiónicos). Por exemplo: carbómero e seus derivados como polímero aniónico[86] .

1.7.2 Mecanismos de libertação de fármacos do sistema de gel in situ

1- Mecanismo controlado por difusão:

a- Sistema de matriz: O agente ativo é homogeneamente disperso como um sólido numa matriz de polímeros biodegradáveis inertes de hidrogel, como na Figura 1.15a. A libertação do fármaco depende de:

1- Difusão de água na matriz, seguida da dissolução do fármaco e, finalmente, a difusão do fármaco dissolvido da matriz.

2- Os polímeros interagem com os fármacos, modulando a libertação do fármaco.

3- A espessura da matriz hidratada é considerada como o comprimento do trajeto difusional do fármaco. Se considerarmos que a matriz polimérica é inerte e que a libertação do fármaco é controlada por difusão, então a taxa de libertação do fármaco pode ser descrita pela equação de Higuchi[87] .

b- Dispositivos de reservatório: O fármaco está contido num núcleo (frequentemente designado por reservatório) que está rodeado por uma membrana polimérica de hidrogel com controlo de velocidade que permite a difusão do fármaco, como se mostra na Figura 1.15b. Quando o sistema entra em contacto com a água, esta difunde-se para o interior do sistema e dissolve o fármaco, pelo que o transporte do fármaco (a partir do núcleo através da membrana polimérica externa) ocorre por dissolução numa interface da membrana e por difusão impulsionada por um gradiente de atividade termodinâmica. O transporte do fármaco pode ser descrito pela primeira lei de Fick. Se a atividade do fármaco no reservatório se mantiver constante e as condições de afundamento infinito forem mantidas, a taxa de libertação do fármaco pode continuar a ser constante, uma vez que depende da permeabilidade da membrana e será independente do tempo, pelo que se pode obter uma cinética de ordem zero. Uma vez esgotado o fármaco, a libertação torna-se dependente da concentração, seguindo uma cinética de primeira ordem. Estes tipos de sistemas de administração de fármacos são principalmente utilizados para administrar o agente ativo por via oral[88] .

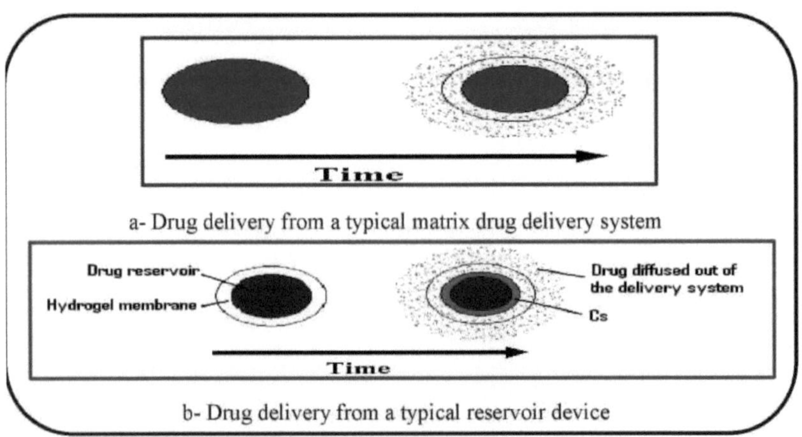

Figura 1.15: Sistema de administração de fármacos a- De uma matriz típica b- De um dispositivo de reservatório típico [87]

2- Mecanismo controlado pelo inchaço [89] **a- Sistema ativado por solvente**: Ocorre quando a difusão do fármaco é mais rápida do que o inchaço do hidrogel. Quando um hidrogel é colocado numa solução aquosa, as moléculas de água penetram na rede de polímeros que ocupam algum espaço e, como resultado, algumas malhas da rede começam a expandir-se, permitindo a entrada de outras moléculas de água na rede. Mas o inchaço não é um processo contínuo; a elasticidade da rede covalente ou fisicamente reticulada irá contrabalançar o alongamento infinito da rede para evitar a sua destruição. Por exemplo, a libertação de fármacos do hidrogel (HPMC) é normalmente modelada utilizando este mecanismo. Se o sistema de libertação de fármacos for um verdadeiro sistema com controlo do inchaço, é descrito pela equação de Ritger e Peppas, como se mostra no Quadro 1.3:

Quadro 1.3: Tipos de sistemas de administração de medicamentos por dilatação

Sistemas de distribuição	Mecanismo de libertação
Sistema Fickiano	Difusão fickiana
Transporte anómalo	Difusão fickiana e relaxamento de polímeros
Caso II transporte	Relaxamento do polímero

34

Transporte Super case II	Plastificação na camada de gel

b- Inchaço osmótico: No caso dos hidrogéis, a pressão total de inchamento do gel pode estar relacionada com a fração de volume, o volume relaxado da rede e a densidade de ligações cruzadas, embora seja independente do pH do gel e do tempo de inchamento[90] .

3- Mecanismo controlado quimicamente

Pode ser classificada de acordo com o tipo de reação química que ocorre durante a libertação do fármaco no interior de uma matriz de libertação:

a) O sistema de cadeia pendente é a reação mais comum em que o fármaco é ligado covalentemente a uma espinha dorsal de polímero. A ligação entre o fármaco e o polímero é lábil e pode ser quebrada por hidrólise ou degradação enzimática, provocando a libertação do fármaco.

b) Sistema de administração de fármacos erodível, em que a libertação do fármaco é controlada pela dissolução durante a erosão da superfície ou a degradação em massa da espinha dorsal do polímero, sendo depois o fármaco difundido a partir de sistemas erodíveis.

Se a erosão do polímero for muito mais lenta do que a difusão do fármaco através do polímero, então a libertação do fármaco pode ser tratada como um processo controlado por difusão. Se a difusão do fármaco a partir da matriz polimérica for muito lenta, o mecanismo predominante é a degradação ou erosão do polímero, por exemplo, polímeros hidrofóbicos erodíveis[91, 92] .

1.7.3 Critérios de fármacos adequados para o sistema de administração de fármacos em gel in situ [93]

• Medicamentos que actuam principalmente no estômago, como o misoprostol.

• Medicamentos que são absorvidos principalmente pelo estômago, como a amoxicilina tri-hidratada.

• Medicamentos pouco solúveis em pH alcalino, como o cloridrato de verapamil e o diazepam.

• Medicamentos com uma janela de absorção estreita, como a levodopa e a ciclosporina.

• Medicamentos que são rapidamente absorvidos pelo TGI, como a tetraciclina.

• Medicamentos que se degradam no cólon, como a ranitidina e a metformina.

• Medicamentos que perturbam os micróbios normais do cólon, como a ampicilina.

1.7.4 Critérios de fármacos inadequados para o sistema de administração de fármacos em gel in situ [94]

• Medicamentos com solubilidade ácida muito limitada, por exemplo (fenitoína).

• Medicamentos que sofrem de instabilidade no ambiente gástrico, por exemplo, (eritromicina) ou problemas de solubilidade no TGI, por exemplo, (fenitoína).

• Medicamentos destinados a uma libertação selectiva no cólon, por exemplo (ácido 5-amino-salicílico e corticosteróides).

• Fármacos que são absorvidos ao longo de todo o TGI, que passam por um metabolismo de primeira passagem, por exemplo (nifedipina, propranolol).

1.7.5 Polímeros do sistema de gel in situ

1.7.5.1 Seleção de polímeros para o sistema de gel in-situ [95]

Os polímeros seleccionados para a preparação de um sistema de administração de fármacos em gel in situ devem ser solúveis, biologicamente compatíveis, biodegradáveis, com boa ligação fármaco-polímero, boa resistência mecânica e inertes.

1.7.5.2 Classificação dos polímeros do sistema de gel in situ [96, 97]

Os polímeros utilizados para o sistema de gel in-situ podem ser classificados de acordo com: 1. Interação com a água: Isto inclui polímeros solúveis (por exemplo, polietilenoglicol (PEG)), polímeros à base de celulose (por exemplo, HPMC) e hidrocolóides (por exemplo, carragenina, alginato de sódio).

2. Polímeros naturais: Incluem-se aqui os polímeros (por exemplo, goma gelana).

3. Bioestabilidade: Inclui polímeros biodegradáveis (por exemplo, quitosano).

1.7.5.3 Polímeros utilizados neste estudo

Alginato de sódio (Na Alginate):

Trata-se de um polissacárido linear extraído de algas castanhas, constituído principalmente pelo sal de sódio do ácido algínico, que é uma mistura de ácidos poliurónicos composta por resíduos de ácido β-D-manurónico (M) e de ácido α-L-gulurónico (G) unidos por uma ligação 1,4-glicosídica, como mostra a figura 1.16.

A gelificação de soluções diluídas de alginato de sódio ocorre em contacto com fluido gástrico simulado; quando os catiões divalentes (geralmente iões de cálcio) interagem ionicamente através de um processo cooperativo que envolve blocos consecutivos de resíduos gulurónicos nos blocos de ácido α -l-gulurónico (G) da cadeia de alginato, resultando na formação de uma rede tridimensional que é geralmente descrita por um modelo de "caixa de ovos". É o processo de troca iónica entre iões de sódio e cálcio que é supostamente responsável pelo inchaço e subsequente degradação do alginato de sódio no cólon[98] .

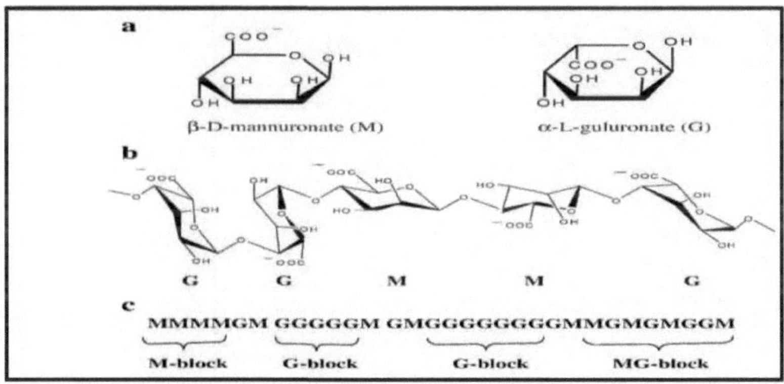

Figura 1.16: Estrutura do Alginato de Sódio [99]

O alginato de sódio é aplicado em produtos farmacêuticos como um polímero solúvel em água, útil em preparações líquidas de SR para administração oral, actua como agente estabilizador; agente de aumento da viscosidade, como sistemas de hidrogel para administração de proteínas e péptidos, como matrizes de engenharia de tecidos, como aglutinante e desintegrante em formulações de comprimidos e como diluente em formulações de cápsulas[99] .

Goma gelana:

(Gelrite®) É um polissacárido linear extracelular aniónico, desacetilado, com uma unidade de repetição tetra sacarídea de uma α-L-ramnose, ácido 1β-D-glucurónico e 2β-D-glucose, obtido a partir de uma solução de cultura de espécies de Pseudomonas, como se mostra na figura 1.17.

Num meio aquoso isento de iões, as cadeias poliméricas formam hélices duplas, resultando num fluido que tem uma viscosidade próxima da da água. Na presença de catiões que promovem a gelificação (K^+ , Mg^{2+} , Ca^{2+} e Na^+), uma parte das hélices associa-se e os agregados mediados por catiões reticulam a rede de gel. É de esperar uma gelificação rápida após o contacto com a mucosa, uma vez que, mesmo a baixas concentrações de polímero, pequenas quantidades de iões são suficientes para a formação de um gel forte no $TGI^{[100, 101]}$.

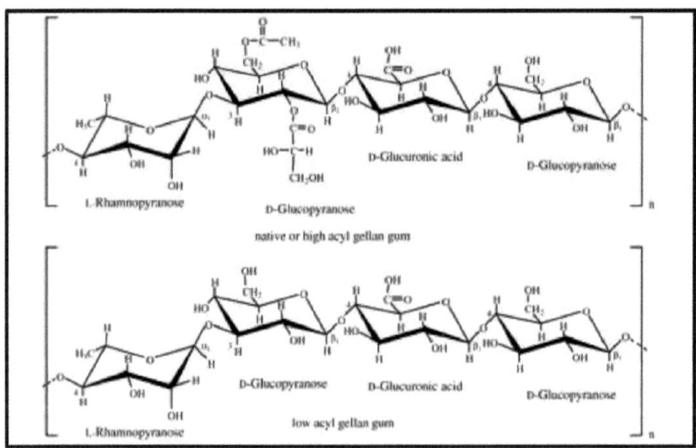

Figura 1.17: Estrutura da goma gelana [101]

A goma gelana pode ser aplicada em produtos farmacêuticos como um polímero solúvel em água que actua como um transportador potencial para diferentes formas de dosagem de entrega sustentada flutuante oral. Como agente espessante ou gelificante, pode produzir gel muito duro, não elástico e termicamente reversível e como um bom formador de película porque é quimicamente inerte para a maioria dos aditivos de meios de crescimento biológicos e tem excelente estabilidade, flexibilidade e elevada clareza[102] .

Iota Carragenina (*i-carragenina*):

A carragenina é um polissacárido linear sulfatado de D-galactose e de 3, 6-anidro-D-galactose obtido por extração de certas algas vermelhas da classe Rhodophyceae. As carrageninas dividem-se em três famílias, como mostra a figura 1.18. A λ-carragenina (lambda-carragenina) é um polímero não gelificante, a *i-carragenina* (iota-carragenina) é um polímero gelificante e a k-carragenina (kappa-carragenina) é um polímero fortemente gelificante que possui uma estrutura terciária helicoidal que permite a gelificação. [99].

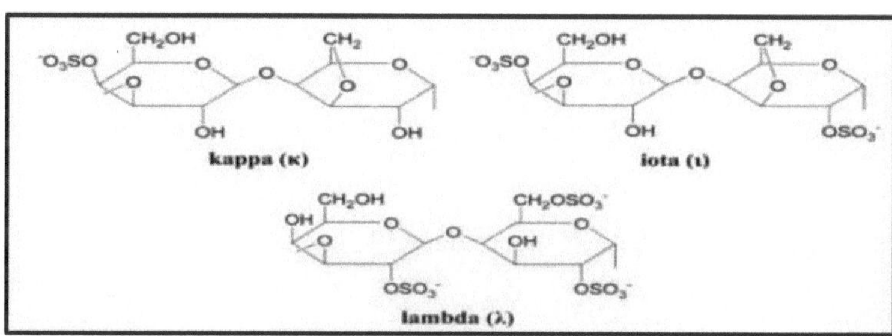

Figura 1.18: Estrutura das famílias de carrageninas [99]

A carragenina é utilizada como excipiente na indústria farmacêutica, por exemplo, como matriz polimérica em comprimidos orais de libertação prolongada. Além disso, a carragenina tem uma forte carga negativa; por conseguinte, tem sido utilizada como agente gelificante/agente de aumento da viscosidade para libertação controlada de fármacos e retenção prolongada. Além disso, a carragenina tem sido utilizada para a regeneração de tecidos com biomacromoléculas terapêuticas e para a libertação de células[103] .

Hidroxipropilmetilcelulose (HPMC):

A hidroxipropilmetilcelulose (HPMC) é uma celulose parcialmente O-metilada (OCH_3) e O-(2-hidroxipropilada) (OCH_2CH (OH) CH_3), em conformidade com os limites dos vários tipos de HPMC indicados na figura 1.19. Está disponível em vários tipos que variam em termos de viscosidade (50-100000 cps) e de grau de substituição (OCH3), E ou K. O peso molecular é de aproximadamente 10000-1500000 (^{10} 4).

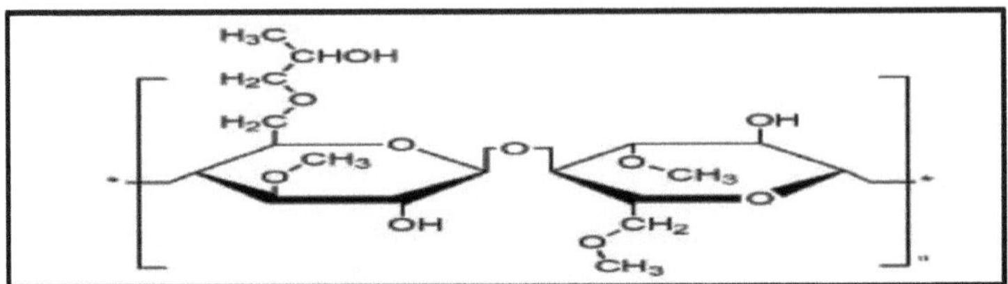

Figura 1.19: Estrutura da HPMC [104]

É amplamente utilizado em formulações farmacêuticas orais, oftálmicas, nasais e tópicas como agente de revestimento, agente de libertação controlada, agente dispersante, intensificador de dissolução, agente de libertação prolongada, agente de formação de película, agente de libertação modificada, agente modificador de libertação, agente solubilizante, agente estabilizador, agente de libertação sustentada, agente espessante e agente de aumento de viscosidade[99] .

1.8 Medicamento sob investigação: Furosemida

1.8.1 Estrutura química da Furosemida

A estrutura química da furosemida é o ácido benzoico, 5-(aminossulfonil)-4- cloro-2- [(2-furanilmetil amino][105] , como se mostra na Figura 1.20.

1.8.2 Propriedades físico-químicas

Tem uma cor branca ou ligeiramente amarela, no estado sólido-cristais e sólido-pó. É inodoro e praticamente insolúvel em água (<0,1 mg/mL); muito ligeiramente solúvel em clorofórmio; ligeiramente solúvel em éter; livremente solúvel em acetona; dimetilformamida; álcool metílico e soluções de hidróxidos alcalinos (livremente solúvel em soluções alcalinas diluídas) e insolúvel em ácidos diluídos. É ligeiramente solúvel em etanol, solúvel em metanol e DMSO[105]. É fracamente ácido e tem um pK_a 3,8 (ácido carboxílico) e as suas soluções comerciais têm um pH 7,0-10,0[107, 108]. O seu ponto de fusão é de 206 °C ([10 9]). Está classificado na classe IV do Sistema de Classificação Biofarmacêutica (BCS)[110].

1.8.3 Considerações biofarmacêuticas e farmacológicas

A absorção da furosemida é bastante rápida a partir do trato gastrointestinal e o pico de concentração sérica $C_{A_{MX}}$ ocorre dentro de 60-90 minutos. A semi-vida de eliminação é relativamente curta (0,5-2 horas). A absorção da furosemida após utilização oral é errática e está sujeita a uma grande variação inter e intra-individual; é influenciada pela forma de dosagem, pelos processos patológicos subjacentes e pela presença de alimentos. A biodisponibilidade em pessoas saudáveis é de aproximadamente 50% a 70%. Nos doentes, a biodisponibilidade pode ser reduzida a 30%, como acontece na síndrome nefrótica[111].

Embora tenha uma permeabilidade muito boa a partir do estômago e da região superior do trato gastrointestinal, a sua biodisponibilidade é fraca e variável devido à sua fraca solubilidade no fluido gástrico (5-20 Mg/ml). Embora tenha uma boa solubilidade no fluido intestinal, devido à sua fraca permeabilidade através da região intestinal, a sua absorção é muito reduzida ([11 2]).

A furosemida está aproximadamente (97-98%) ligada às proteínas plasmáticas e é excretada principalmente na urina, em grande parte inalterada. A eficácia da furosemida como diurético depende do facto de chegar inalterada ao local de ação (túbulos renais). Cerca de metade a dois terços de uma dose intravenosa ou um quarto a um terço de uma dose oral são excretados inalterados, sendo a diferença devida em grande parte à fraca biodisponibilidade da via oral. A furosemida atravessa a barreira placentária e distribui-se no leite materno. A excreção urinária pode ser reduzida na insuficiência renal, devido à redução do fluxo sanguíneo renal e da secreção tubular, e a proporção de furosemida livre (não ligada) é mais elevada em doentes com doença cardíaca, insuficiência renal e cirrose hepática [113, 114].

O efeito adverso mais comum da furosemida é o desequilíbrio de fluidos e electrólitos, incluindo hipovolémia, hiponatrémia, hipocaliémia e alcalose hipoclorémica, particularmente após grandes doses ou utilização prolongada [106].

1.8.4 Mecanismo de ação

A furosemida actua principalmente através da inibição da reabsorção ativa de iões sódio e cloreto no membro ascendente da ansa de Henle. A excreção urinária de sódio, cloreto, potássio, hidrogénio, cálcio, magnésio, amónio, bicarbonato e possivelmente fosfato está aumentada. A baixa osmolalidade resultante da medula inibe a reabsorção de água pelo rim[115] .

1.8.5 Usos terapêuticos e dosagem

A furosemida é um diurético de ansa de teto alto. É utilizado principalmente para o tratamento da hipertensão; é o agente de primeira linha com edema causado por (insuficiência cardíaca congestiva) ICC. Também é utilizada na cirrose hepática, na insuficiência renal, na síndrome nefrótica, na terapêutica adjuvante do edema cerebral/pulmonar quando é necessária uma diurese rápida (injeção intravenosa), no tratamento da hipercalcemia grave em combinação com uma reidratação adequada e é útil no tratamento da hipercalemia[116] .

Dose em adultos: Por via oral, em edema: 20 - 80 mg administrados numa dose única. A mesma dose pode ser administrada 6 a 8 horas mais tarde ou a dose pode ser aumentada 4-6 vezes por dia. Hipertensão resistente: A dose inicial habitual é de 80 mg, normalmente dividida em 40 mg duas vezes por dia[117] . Enquanto dose em crianças: Por via oral, em edemas: Neonatos: 0,5-2 mg/kg a cada 12-24 horas criança 1 mês-12 anos: 0,5-2 mg/kg 2-3 vezes por dia; podem ser necessárias doses mais elevadas em caso de edema resistente; máximo de 12 mg/kg por dia, não devendo exceder 80 mg por dia. Crianças entre os 12 e os 18 anos: 20-40 mg por dia, aumentados em caso de edema resistente para 80-120 mg por dia[118] .

1.8.6 Forma de dosagem comercializada de Furosemida

Comprimidos: furosemida 20 mg, 40 mg, 500 mg.

Solução oral: furosemida, 20 mg/5 ml, 40 mg/5 ml, 50 mg/5 ml. Injeção: furosemida 10 mg/ml[119] .

1.9 Alguns trabalhos de investigação recentes sobre a furosemida

Atualmente, a indústria farmacêutica progride no sentido de produzir novas técnicas concebidas para melhorar a solubilidade dos fármacos BCS da classe IV. Um deles é o complexo de β-ciclodextrina e as duas formas sólidas de furosemida foram preparadas utilizando os métodos de amassamento e liofilização. Observou-se que este novo complexo binário supramolecular aumentou significativamente a solubilidade da furosemida no fluido gástrico simulado, o que resultou num aumento da biodisponibilidade desta formulação após administração oral[120] .

Outra técnica é o sistema de administração de fármacos auto-nano emulsionante (SNEDDS), que é um novo sistema de administração de fármacos utilizado para melhorar a solubilidade em água, a permeabilidade e, em última análise, a biodisponibilidade da furosemida. Observou-se um aumento notável na dissolução do SNEDDS optimizado quando comparado com a furosemida comercializada simples[121] .

A técnica da nova plataforma de solubilização de fármacos (nanodispersão sólida) SNDs representa uma melhoria significativa em relação às tecnologias actuais, como os nanocristais e a dispersão seca por pulverização. É preparada através de uma simples co-moagem de furosemida e de um processo sem solventes. Foi capaz de aumentar a fração livre de furosemida disponível para absorção oral[122] .

Uma técnica de uma forma de dosagem gastroretentora adequada para a libertação controlada de um fármaco com janelas terapêuticas estreitas consiste numa película polimérica carregada de furosemida composta por uma bicamada de camadas de libertação imediata (IR) e de libertação controlada (CR) dobrada numa cápsula de gelatina dura. Foi demonstrado que a cápsula se desdobra e incha em condições ácidas e fornece a libertação imediata do fármaco durante 1 hora e a libertação controlada até 12 horas em meio ácido, o que resulta numa libertação óptima do fármaco, na bioadesão e nas propriedades mecânicas[123] .

Uma nova forma de dosagem sólida oral de furosemida que melhora a sua libertação na região de absorção preferencial (estômago) foi preparada através da inclusão do fármaco no material de sílica mesoporosa SBA-15, obtendo um composto orgânico-inorgânico, e os resultados mostraram uma melhoria notável da taxa de dissolução em comparação com o fármaco cristalino e com o produto comercializado Lasix®[124] .

A técnica de preparação de microcápsulas de acetato de celulose de libertação sustentada através da técnica de separação de fases por coacervação e separação de fases foi preparada para aumentar a biodisponibilidade e reduzir o problema da semi-vida curta da Furosemida[125] .

Objetivo do estudo

O objetivo deste estudo é formular um sistema de gel flutuante in-situ (sol-gel) gastroretentivo de furosemida para controlar a libertação e melhorar a sua absorção e biodisponibilidade. Isto pode ser conseguido através do estudo de diferentes factores relacionados e da aplicação de avaliações in-vitro/ in-vivo das propriedades gastroretentivas da fórmula preparada.

2. Trabalho experimental

2.1 Materiais

Os materiais utilizados neste estudo estão listados na Tabela 2.1.

Tabela 2.1: Materiais utilizados no estudo9

Material	Empresa
Cloreto de cálcio	Gainland chemical company- Reino Unido
Éter dietético	S D Fine-Chem Limited - Índia
Frutose	Thomas Baker-Índia
Furosemida	Indústria farmacêutica de Samara-Iraque
Goma gelana	Provizer pharma-Índia
Glicerol	Empresa química Gainland - Reino Unido
HPMC 5 cp	Provizer pharma-Índia
HPMC K100M	Provizer Pharma-Índia
HPMC K4M	Provizer pharma-Índia
Ácido clorídrico	Hopkin & Williams- Reino Unido
Iota Carragenina	Provizer pharma-Índia
PEG 6000	Sigma chemical co. (Aldrich)-EUA
Glicol de propileno	Indústria farmacêutica de Samara-Iraque
Alginato de sódio	Avonchem-UK
Benzoato de sódio	Casa de drogas britânica (BDH)-UK
Bicarbonato de sódio	Scharlau-Alemanha
Citrato de sódio	Panreac-Espanha
Metilparabeno de sódio	Indústria farmacêutica de Samara-Iraque
Propilparabeno de sódio	Indústria farmacêutica de Samara-Iraque

2.2 Instrumentos

Os instrumentos utilizados neste estudo estão listados na Tabela 2.2.

Tabela 2.2: Instrumentos utilizados neste estudo

Instrumento	Fabricante
Aparelho de dissolução	Copley- Reino Unido
Balança eletrónica	Kern ALS 220-4N- Alemanha
Fotometria de chama	Jenway 8515- Alemanha
Espectroscopia FTIR	Shimadzu 8400S-Japão
Aparelho de resistência do gel	Modificado localmente
Agitador magnético	Dragon Lab - EUA
Aparelho de ponto de fusão	Stuart SMP 30- Reino Unido
Forno	Memmert- Alemanha
Medidor de pH	WTW-INO LAB- Suíça
Sonicador	Elma - Alemanha
Espectrofotómetro U.V.	Shimadzu 1650 pc-Japão
Viscosímetro	Brookfield-DVE- EUA
Banho de água	Copley- Reino Unido

2.3 Métodos

2.3.1 Caracterização da Furosemida

2.3.1.1 Determinação do ponto de fusão da furosemida

O ponto de fusão da furosemida foi determinado pelo método do tubo capilar de acordo com a USP. Introduziu-se no tubo capilar uma quantidade suficiente de furosemida em pó para obter uma coluna compacta de 4-6 mm de altura. O tubo foi introduzido num aparelho elétrico de ponto de fusão e a temperatura foi aumentada. Registou-se o ponto de fusão, que é a temperatura à qual a última partícula sólida de furosemida no tubo passou para a fase líquida (^{10} 5).

2.3.1.2 Determinação da Absorção UV (λ max) da Furosemida

Foram preparadas soluções-mãe de furosemida de (1mg/100ml) em HCl 0,1N (pH 1,2) e (0,6mg/100ml) em água destilada, as soluções foram analisadas por espetrofotómetro UV-visível na gama de 200-400 nm e o λ max do fármaco foi determinado.

2.3.1.3 Determinação das curvas de calibração da furosemida

As curvas de calibração da furosemida no fluido gástrico (GF) HCl 0,1N (pH 1,2) e em água destilada foram obtidas através da preparação de diluições em série a partir de soluções-mãe (1mg/100ml) e (0,6mg/100ml), respetivamente. As amostras foram analisadas espectrofotometricamente no λ máximo determinado. O valor de absorvância medido de cada amostra foi traçado em função da concentração para obter a curva de calibração padrão[126].

2.3.1.4 Determinação da solubilidade da furosemida

A solubilidade da furosemida foi determinada em água destilada, em solução de HCl 0,1N GF (pH 1,2) e em solução de HCl 0,1N GF (pH 1,2) com a presença de solubilizadores mistos (1% (p/v) PEG 6000, 1% (p/v) benzoato de sódio, 1% (p/v) citrato de sódio, 2 ml de propilenoglicol e 0.5 ml de glicerina) utilizando o método do frasco agitado a 37º C, em que a quantidade em excesso de furosemida em pó puro foi retirada e dissolvida nas soluções acima referidas separadamente com agitação contínua durante 24 horas a 37º C. Em seguida, a amostra foi recolhida, filtrada através de papel de filtro Whatman n.º 41 e diluída. As amostras diluídas foram analisadas por espetroscopia UV no λ max especificado para determinar a quantidade dissolvida de furosemida[127].

2.3.2 Preparação de uma solução oral de furosemida para atuar como gel in situ

Foram utilizados diferentes polímeros para preparar a furosemida para atuar como preparação gelificante in-situ, como se mostra na Tabela 2.3. Os métodos de preparação para as fórmulas necessárias foram os seguintes:

Utilização de alginato de sódio

O benzoato de sódio a uma concentração de 1% (p/v), o citrato de sódio a uma concentração de 0,75% (p/v) e o PEG 6000 a uma concentração de 1% (p/v) foram dissolvidos em água destilada para preparar uma solução mista de solubilizantes. A mistura foi aquecida a 37º C enquanto se agitava. Em seguida, adicionar 0,5 ml de glicerina e 2 ml de propilenoglicol com agitação e aquecimento contínuos até todos os ingredientes estarem dissolvidos e completamente misturados. Ao mesmo tempo, o polímero (alginato de Na) foi dissolvido em concentrações de 0,5, 1 e 1,5 % (p/v) (F4-F6) cada uma separadamente em água destilada contendo 0,25% (p/v) de citrato de sódio e 0,1% (p/v) de cloreto de cálcio, aquecendo a 60° C enquanto se agita. Em seguida, a solução de solubilizantes misturados foi adicionada à solução de polímero com agitação contínua. Finalmente, foram adicionadas várias quantidades de bicarbonato de sódio (F15, F2 e F16) e, em seguida, 0,4% (p/v) de furosemida foi dispersa na solução resultante após arrefecimento [8,12,129].

Quadro 2.3: Composição de diferentes fórmulas de gel in situ de furosemida

Código das fórmulas / Nome do Ingrediente	F1	F2	F3	F4	F5	F6	F7	F8	F9	F10	F11
Furosemida (% p/v)	0.4	0.4	0.4	0.4	0.4	0.4	0.4	0.4	0.4	0.4	0.4
Benzoato de sódio (% p/v)	1	1	1	1	1	1	-	-	-	1	1
Citrato de sódio (% p/v)	1	1	1	1	1	1	1	1	1	1	1
Glicerina (ml)	0.5	0.5	0.5	0.5	0.5	0.5	-	-	-	0.5	0.5
Propilenoglicol (ml)	2	2	2	2	2	2	-	-	-	2	2
PEG 6000 (% w/v)	1	1	1	1	1	1	1	1	1	1	1
Cloreto de cálcio (% m/v)	0.075	0.1	0.15	0.1	0.1	0.1	0.016	0.016	0.016	0.1	0.1
NaHCO3 (% p/v)	0.5	0.5	0.5	-	-	-	-	-	-	-	-
Alginato de sódio (% p/v)	1	1	1	0.5	1	1.5	-	-	-	1	1

Goma gelana (% p/v)	-	-	-	-	-	-	0.25	0.5	0.75	-	-
Iota carragenina (% m/v)	-	-	-	-	-	-	-	-	-	-	-
HPMC K100M (% p/v)	-	-	-	-	-	-	-	-	-	0.6	0.8
HPMC K4M (% p/v)	-	-	-	-	-	-	-	-	-	-	-
HPMC 5 cp (% w/v)	-	-	-	-	-	-	-	-	-	-	-
Na^+ metilparabeno (% m/v)	0.02	0.02	0.02	0.02	0.02	0.02	0.02	0.02	0.02	0.02	0.02
Na^+ propilparabeno (% m/v)	0.018	0.018	0.018	0.018	0.018	0.018	0.018	0.018	0.018	0.018	0.018
Frutose	-	-	-	-	-	-	-	-	-	-	-
D.W. Q.S.(ml)	100	100	100	100	100	100	100	100	100	100	100

Quadro 2.3: A continuar

Código das fórmulas / Nome do Ingrediente	F12	F13	F14	F15	F16	F17	F18	F19	F20	F21	F22	F23	F24
Furosemida (% w/v)	0.4	0.4	0.4	0.4	0.4	0.4	0.4	0.4	0.4	0.4	0.4	0.4	0.4
Benzoato de sódio (% w/v)	1	1	1	1	1	-	-	-	1	1	1	-	-
Citrato de sódio (% w/v)	1	1	1	1	1	1	1	1	1	1	1	1	1
Glicerina (ml)	0.5	0.5	0.5	0.5	0.5	-	-	-	0.5	0.5	0.5	-	-
Propilenoglicol (ml)	2	2	2	2	2	-	-	-	2	2	2	-	-
PEG 6000 (% w/v)	1	1	1	1	1	1	1	1	1	1	1	1	1

Cloreto de cálcio (% w/v)	0.1	0.1	0.1	0.1	0.1	0.016	0.016	0.016	0.1	0.1	0.1	0.016	0.016
NaHCO$_3$ (% w/v)	-	-	-	0.25	1	0.2	0.4	0.6	0.5	0.5	0.5	0.4	0.4
Alginato de sódio (% w/v)	1	1	1	1	1	-	-	-	1	1	1	-	-
Goma gelana (% w/v)	-	-	-	-	-	0.5	0.5	0.5	-	-	-	0.5	0.5
Iota de carragenina (w/v %)	-	-	-	-	-	-	-	-	0.2	0.25	0.3	0.2	0.25
HPMC K100M (% w/v)	-	-	-	-	-	-	-	-	-	-	-	-	-
HPMC K4M (% w/v)	0.5	1	1.5	-	-	-	-	-	-	-	-	-	-
HPMC 5 cp (% w/v)	-	-	-	-	-	-	-	-	-	-	-	-	-
Na$^+$ metilparabeno (% w/v)	0.02	0.02	0.02	0.02	0.02	0.02	0.02	0.02	0.02	0.02	0.02	0.02	0.02
Na$^+$ propilparabeno (% w/v)	0.018	0.018	0.018	0.018	0.018	0.018	0.018	0.018	0.018	0.018	0.018	0.018	0.018
Frutose	-	-	-	-	-	-	-	-	-	-	-	-	-
D.W. QS.(ml)	100	100	100	100	100	100	100	100	100	100	100	100	100

Quadro 2.3: A continuar

Código das fórmulas / Nome do Ingrediente	F25	F26	F27	F28	F29	F30	F31	F32	F33	F34	F35
Furosemida (% p/v)	0.4	0.4	0.4	0.4	0.4	0.4	0.4	0.8	1	0.4	0.4
Benzoato de sódio (% p/v)	-	1	1	1	1	1	1	1	1	1	1
Citrato de sódio (% p/v)	1	1	1	1	1	1	1	1	1	1	1
Glicerina (ml)	-	0.5	0.5	0.5	0.5	0.5	0.5	0.5	0.5	0.5	0.5
Propilenoglicol (ml)	-	2	2	2	2	2	2	2	2	2	2
PEG 6000 (%)	1	1	1	1	1	1	1	1	1	1	1

w/v)											
Cloreto de cálcio (% m/v)	0.016	0.1	0.1	0.1	0.1	0.1	0.1	0.1	0.1	0.1	0.1
NaHCO3 (% p/v)	0.4	0.5	0.5	0.5	0.5	0.5	0.5	0.5	0.5	0.5	0.5
Alginato de sódio (% p/v)	-	1	1	1	1	1	1	1	1	1	1
Goma gelana (% w/v)	0.5	-	-	-	-	-	-	-	-	-	-
Iota carragenina (% m/v)	0.3	-	-	-	-	-	-	0.25	0.25	0.25	0.25
HPMC K100M (% p/v)	-	0.6	0.8	-	-	-	-	-	-	-	-
HPMC K4M (% p/v)	-	-	-	0.5	1	1.5	-	-	-	-	-
HPMC 5 cp (% w/v)	-	-	-	-	-	-	0.5	-	-	-	-
Na$^+$ metilparabeno (% m/v)	0.02	0.02	0.02	0.02	0.02	0.02	0.02	0.02	0.02	0.02	0.02
Na$^+$ propilparabeno (% m/v)	0.018	0.018	0.018	0.018	0.018	0.018	0.018	0.018	0.018	0.018	0.018
Frutose(%w/v)	-	-	-	-	-	-	-	-	-	1	2
D.W. QS.(ml)	100	100	100	100	100	100	100	100	100	100	100

❖ **Utilização de goma gelana**

O citrato de sódio a uma concentração de 0,8% (p/v) e o PEG 6000 a uma concentração de 1% (p/v) foram utilizados como solubilizadores mistos de furosemida em solução de goma gelana. O citrato de sódio e o PEG 6000 foram dissolvidos em água destilada. A mistura foi aquecida a 37º C enquanto se agitava até todos os ingredientes estarem dissolvidos e completamente misturados. Simultaneamente, dissolveu-se 0,2% (p/v) de citrato de sódio em água destilada a 90º C e, em seguida, adicionou-se goma gelana a concentrações de 0,25, 0,5 e 0,75% (p/v) (F7-F9), cada uma separadamente, enquanto se agitava. Em seguida, a solução de solubilizadores misturados foi adicionada à solução de polímero com agitação contínua. Finalmente, várias quantidades de bicarbonato de sódio (F17-F19), 0,016% (p/v) de cloreto de cálcio e 0,4% (p/v) de furosemida foram então dispersas na solução resultante após arrefecimento[128, 130].

❖ **Utilização de uma combinação de Alginato de Sódio e Iota Carragenina**

O benzoato de sódio a uma concentração de 1% (p/v), o citrato de sódio a uma concentração de 0,55% (p/v) e o PEG 6000 a uma concentração de 1% (p/v) foram dissolvidos em água destilada para preparar uma solução mista de solubilizantes. A mistura foi aquecida a 37° C enquanto se agitava. Em seguida, adicionar 0,5 ml de glicerina e 2 ml de propilenoglicol com agitação e aquecimento contínuos até todos os ingredientes estarem dissolvidos e completamente misturados. Simultaneamente, dissolveu-se o alginato de Na a 1% (p/v) em água destilada contendo 0,25% (p/v) de citrato de sódio e 0,1% (p/v) de cloreto de cálcio, aquecendo a 60° C enquanto se agitava. A solução de carragenina Iota (F20-F22) foi preparada separadamente dissolvendo as concentrações 0,2, 0,25, 0,3% (p/v) em água destilada contendo 0,2% (p/v) de citrato de sódio e aquecendo a 80° C enquanto se agitava. Em seguida, as três soluções preparadas foram misturadas após arrefecimento a 60° C com agitação contínua. Por fim, foram adicionadas várias quantidades de bicarbonato de sódio e, em seguida, a furosemida a 0,4% (p/v) foi dispersa na solução resultante após arrefecimento[131, 132].

❖ **Utilização de uma combinação de goma gelana e carragenina Iota**

O citrato de sódio a uma concentração de 0,6% (p/v) e o PEG 6000 a uma concentração de 1% (p/v) como solubilizadores mistos foram dissolvidos em água destilada. A mistura foi aquecida a 37° C enquanto se agitava até todos os ingredientes estarem dissolvidos e completamente misturados. Simultaneamente, dissolveu-se 0,2% (p/v) de citrato de sódio em água destilada a 90° C e, em seguida, adicionou-se 0,5% (p/v) de goma gelana, agitando. A solução de carragenina Iota (F23-F25) foi preparada separadamente dissolvendo as concentrações 0,2, 0,25, 0,3% (p/v) em água destilada contendo 0,2% (p/v) de citrato de sódio e aquecendo a 80° C enquanto se agitava. As três soluções preparadas foram misturadas com agitação contínua. Finalmente, várias quantidades de bicarbonato de sódio, 0,016% (p/v) de cloreto de cálcio e 0,4% (p/v) de furosemida foram dispersas na solução resultante após arrefecimento[131, 133].

❖ **Utilização de uma combinação de alginato de sódio com vários graus de HPMC**

O benzoato de sódio a uma concentração de 1% (p/v), o citrato de sódio a uma concentração de 0,75% (p/v) e o PEG 6000 a uma concentração de 1% (p/v) como solubilizadores mistos foram dissolvidos em água destilada. A mistura foi aquecida a 37° C enquanto se agitava. Em seguida, adicionar 0,5 ml de glicerina e 2 ml de propilenoglicol com agitação e aquecimento contínuos até todos os ingredientes se dissolverem e misturarem completamente. Ao mesmo tempo, dissolveu-se alginato de sódio de concentração 1% (p/v) em água destilada contendo 0,25% (p/v) de citrato de sódio e 0,1% (p/v) de cloreto de cálcio, aquecendo a 60° C enquanto se agitava. A solução de HPMC K100M (F10 & F11) nas concentrações de 0,6, 0,8% (p/v) ou a solução de HPMC K4M (F12-F14) nas concentrações de 0,5, 1, 1,5% (p/v) ou a solução de HPMC 5 cp na concentração de 0,5% (p/v) foram dissolvidas separadamente em água destilada previamente aquecida a 80° C enquanto se agitava. As três soluções preparadas foram misturadas após arrefecimento a 60° C com agitação contínua. Por fim, foram adicionadas várias quantidades de bicarbonato de sódio (F26-F31) e, em seguida, a furosemida a 0,4% (p/v) foi dispersa na solução resultante após arrefecimento[134, 135].

A todas as formulações preparadas, foram adicionados 0,02% (p/v) de metilparabeno de sódio e 0,018% (p/v) de propilparabeno de sódio como conservantes. Além disso, noutras formulações (F32 & F33) foram utilizados 0,8% (p/v) e 1% (p/v) de furosemida, respetivamente. Também em algumas formulações (F34 & F35) foram adicionados 1% e 2% (p/v) de frutose, respetivamente, como agente adoçante (agente de mascaramento do sabor).

2.4 Avaliação da solução de furosemida em gel flutuante in situ

2.4.1 Estudo de Gelificação In-Vitro

2.4.1.1 Determinação da força do gel

A resistência do gel é indicativa da resistência à tração da massa gelificada. Significa a capacidade da massa gelificada para suportar o movimento peristáltico. A força do gel da formulação é uma variável importante que depende do tipo e da concentração do polímero, da combinação de polímeros, do agente gerador de gás e da fonte catiónica ($CaCl2$).

O método para medir a força de gel da massa gelificada foi modificado, utilizando um aparelho de força de gel fabricado e foi efectuado em triplicado, como se mostra na Figura 2.1. Foi colocada uma solução de 5 ml na proveta, seguida da adição de 25 ml de HCl 0,1 N GF (pH 1,2) para gelificação. Após a gelificação, o HCl foi drenado, deixando a massa de gel formada, e depois o dispositivo foi colocado na superfície do gel. Na extremidade livre do dispositivo foi fixada uma bandeja de pesos leves (4 g) à qual foram adicionados os pesos. A resistência do gel foi indicada em termos do peso necessário para fazer passar o aparelho através da massa de gel formada (6[13, 13] 7).

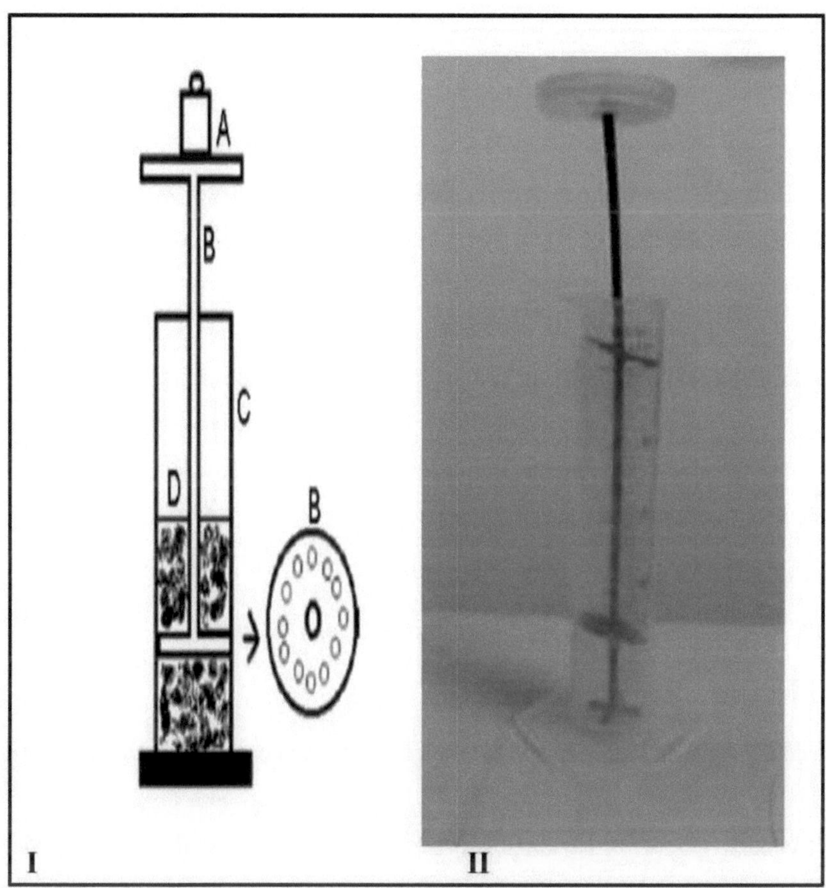

Figura 2.1: Dispositivo de medição da força do gel como I- Representa o esquema rotulado como; (A) pesos; (B) dispositivo; (C) cilindro; (D) gel[137] .

II- Aparelho de medição da resistência do gel modificado

2.4.1.2 Determinação do tempo de gelificação

O tempo de gelificação foi avaliado visualmente; foi medido colocando 5 ml de HCl 0,1 N GF (pH 1,2) num tubo de ensaio e mantendo-o a 37±1° C. Foi retirado um ml de cada fórmula com uma pipeta e transferido lentamente para a superfície do fluido, à medida que a solução entrava em contacto com a solução do fluido gástrico; foi imediatamente convertida numa estrutura semelhante a um gel. O tempo de gelificação foi avaliado em triplicado com base no período de tempo durante o qual se formou o gel $(^{13}\,_8)$.

2.4.2 Índice de inchaço

Foi determinada a percentagem do índice de inchaço do gel in situ das formulações. O gel in situ formou-se colocando 5 ml de cada fórmula numa placa de Petri e foram adicionados 40 ml de HCl 0,1 N GF (pH 1,2). Em seguida, a solução de HCl 0,1N foi removida do gel e o excesso de solução de HCl 0,1N foi eliminado com papel de filtro Whatman. O peso inicial (W_o) do gel foi registado, a este gel foram adicionados 10 ml de água destilada e, após 60 minutos, a água foi decantada e o peso final (w_t) do gel foi registado, este processo foi repetido durante 5 horas e a diferença no peso foi calculada e reportada[139] . A % de aumento de peso (índice de inchaço) das formulações é calculada pela seguinte equação (1):

% Índice de inchamento = $(W_t - W_0 / W_t)$ x 100. (1)

Onde, W_o = Peso inicial do gel. W_t = peso ganho pelo gel.

2.4.3 Medições de viscosidade

A viscosidade das soluções preparadas foi medida utilizando uma amostra de 100 ml. As medições foram efectuadas com o fuso adequado número 64 e cisalhadas a uma velocidade de 3, 4, 5, 6, 10, 12, 20, 30, 50, 60, 100 rpm, e a temperatura foi mantida a 37° C. A viscosidade foi lida diretamente após 30 segundos. Todas as medições foram efectuadas em triplicado. A velocidade reológica foi explicada pela representação gráfica da viscosidade em função da velocidade angular[140] . Este método é aplicado às formulações preparadas e à solução convencional de furosemida (20mg/5ml) comercializada (Fudesix®).

2.4.4 Estudo de flutuabilidade in-vitro

O estudo de flutuabilidade in vitro é caracterizado pelo tempo de desfasamento da flutuação e pela duração total da flutuação. O estudo de flutuabilidade in vitro foi efectuado em triplicado utilizando o aparelho de dissolução USP tipo II e 900 ml de meio de HCl 0,1N (pH 1,2). A temperatura do meio foi mantida a 37 + 0,5° C. Foram retirados com precisão 10 ml da formulação de gel preparada in-situ utilizando uma seringa descartável e colocados na placa de Petri (4,5 cm de diâmetro interno) e, finalmente, a placa de Petri contendo a formulação foi colocada cuidadosamente no recipiente de dissolução. Em seguida, o aparelho de ensaio de dissolução funcionou a 50 rpm, velocidade suficientemente lenta para evitar a quebra da formulação gelificada e manter as condições de agitação ligeira que se pensa existirem in vivo. O tempo que a formulação demorou a emergir na superfície do meio (tempo de flutuação retardada) e o tempo durante o qual a formulação flutuou constantemente na superfície do meio de dissolução (duração da flutuação) foram registados em[141].

2.4.5 Medição da densidade do gel

O principal requisito para um sistema de administração de fármacos flutuante específico para o estômago é a densidade, que é um parâmetro importante e deve ser inferior à densidade do fluido estomacal (< 1,004 $g/cm3$). As densidades de todas as formulações foram medidas formando um gel de volume conhecido (5 ml) numa placa de Petri contendo HCl 0,1N. O peso deste gel foi medido utilizando uma balança calibrada e, em conformidade, foram calculadas as densidades das formulações. A medição da densidade de cada formulação foi efectuada em triplicado[142].

2.4.6 Medição de pH

O pH da solução preparada para todas as formulações foi medido por um medidor de pH digital a 25 + 0,5° C depois de calibrado com soluções-tampão padrão de pH 4, 7, 9 e, em seguida, as medições de pH foram registadas [14 3).

2.4.7 Determinação do teor de fármaco

Foram retirados com precisão 5 ml de solução líquida (contendo 20 mg do fármaco) de todas as formulações, aos quais foram adicionados 70 ml de HCl 0,1N e, em seguida, a amostra foi submetida a ultra-sons durante 30 minutos até se obter uma solução límpida. O volume foi completado para 100 ml e filtrado com papel de filtro Whatman n.º 41. Desta solução, retirou-se 1 ml de amostra e diluiu-se para 10 ml com HCl 0,1N. O teor de furosemida foi determinado espectrofotometricamente a 274,2 nm, utilizando o espetrofotómetro UV-Visível de feixe duplo[144].

2.5 Estudo de libertação de fármacos in vitro

A libertação in vitro de furosemida de soluções de gel flutuante in situ foi estudada utilizando o aparelho de teste de dissolução USP tipo II (tipo pá). Foram transferidos cinco ml (contendo 20 mg de furosemida) de cada formulação utilizando uma seringa descartável, a agulha foi limpa e o excesso de formulação foi removido da extremidade da agulha. O êmbolo da seringa foi premido lentamente para extrudir 5 ml para uma placa de Petri com um diâmetro interno de 4,5 cm que já continha 10 ml de HCl 0,1N. Esta placa de Petri contendo a formulação foi colocada na superfície do meio e mergulhada num recipiente de dissolução contendo 900 ml de HCl 0,1N (pH 1,2) sem grande perturbação, como se mostra na Figura 2.2. O aparelho de teste de dissolução funcionou a 50 rpm durante um máximo de 5 horas a uma temperatura de 37± 0,5° C. Esta velocidade era suficientemente lenta para evitar a quebra da formulação gelificada e mantinha as condições de agitação ligeira que se pensa existirem in vivo. Foram retiradas amostras de cinco ml do meio de dissolução com uma seringa descartável em intervalos de tempo pré-determinados de 5, 10, 15, 20, 30, 60, 120, 180, 240, 300 min e reabastecidas com 5 ml de meio fresco pré-aquecido. As amostras foram filtradas com papel de filtro Whatman n.º 41 e o teor de furosemida nas alíquotas foi determinado espectrofotometricamente utilizando um espetrofotómetro UV-Visível de feixe duplo a um comprimento de onda de 274,2 nm após diluição adequada. As experiências foram realizadas em triplicado em cada intervalo de tempo e a média foi registada em[145] .

2.5.1 Estudar o efeito das variáveis no perfil de libertação

2.5.1.1 Efeito de diferentes concentrações de agente de reticulação iónica

As fórmulas F1-F3 foram preparadas para estudar o efeito de diferentes concentrações de CaCl2 no perfil de libertação da furosemida.

2.5.1.2 Efeito dos tipos e concentrações de polímeros

As fórmulas F4-F9 foram preparadas para estudar o efeito de diferentes tipos e concentrações de polímeros primários (alginato de Na e goma gelana) no perfil de libertação da furosemida.

2.5.1.3 Efeito de diferentes concentrações de agente gerador de gás

As fórmulas F2, F15- F19 foram preparadas para estudar o efeito de diferentes concentrações de NaHCO$_3$ no perfil de libertação da furosemida, utilizando alginato de Na e goma gelana como polímeros primários.

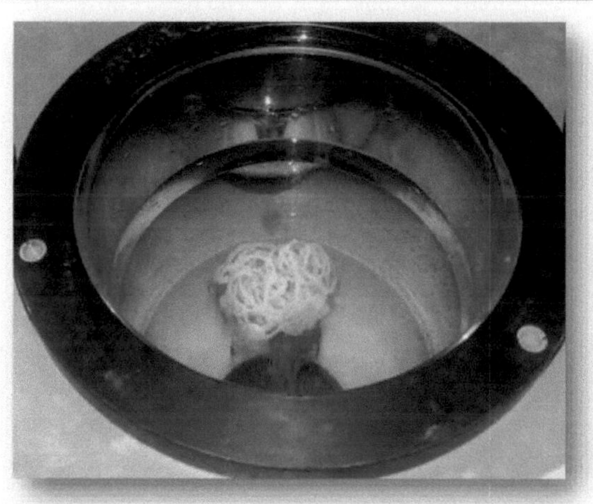

(A) No início da libertação

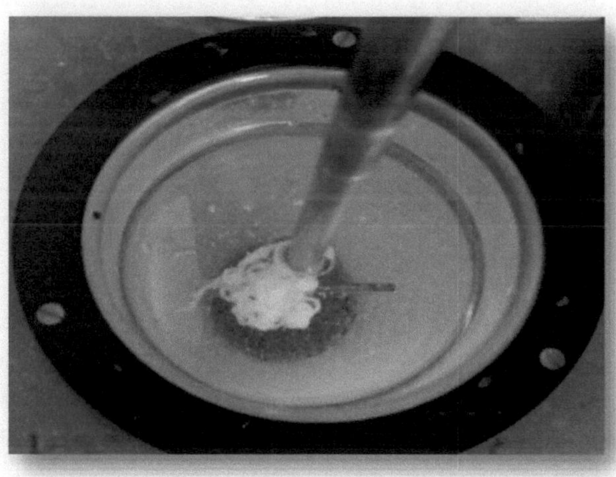

(B) Após 5 horas de libertação

Figura 2.2: Fotografia do recipiente de dissolução para a furosemida em gel in situ, (A) no início e (B) após 5 horas de libertação.

2.5.1.4 Efeito da combinação de polímeros com ou sem agente gerador de gás

❖ As fórmulas F10- F14 foram preparadas para estudar o efeito da combinação de vários graus de HPMC (HPMC K100M e HPMC K4M) como polímeros secundários com alginato de Na como polímero primário na ausência de $NaHCO_3$ no perfil de libertação da furosemida.

❖ As fórmulas F20- F25 foram preparadas para estudar o efeito da combinação de carragenina Iota como polímero secundário com alginato de Na e goma gelana como polímeros primários na presença de $NaHCO_3$ no perfil de libertação da furosemida.

❖ As fórmulas F26- F31 foram preparadas para estudar o efeito da combinação de vários graus de HPMC (HPMC K100M, HPMC K4M e HPMC 5 cp) como polímeros secundários com alginato de Na como polímero primário na presença de $NaHCO_3$ no perfil de libertação da furosemida.

2.5.1.5 Efeito de diferentes concentrações de fármaco

As fórmulas F21, F32 e F33 foram preparadas para estudar o efeito de diferentes concentrações de fármaco (0,4% p/v, 0,8% p/v e 1% p/v) no perfil de libertação da furosemida.

2.5.1.6 Efeito de diferentes concentrações de edulcorante (agente mascarador do sabor)

As fórmulas F21, F34 e F35 foram preparadas para estudar o efeito de diferentes concentrações de frutose no perfil de libertação da furosemida.

2.5.2 Modelação matemática cinética do perfil de libertação do fármaco

A quantidade cumulativa de libertação de furosemida das formulações de gel preparadas in situ em diferentes intervalos de tempo foi ajustada à cinética de ordem zero, cinética de primeira ordem, modelo de Higuchi e modelo de Koresmeyer-Peppas para caraterizar o mecanismo de libertação do fármaco.

Cinética de ordem zero

Descreve o sistema em que a taxa de libertação do fármaco é independente da sua concentração, como se mostra na equação (2):

$$Qt = Qo + Ko\, t \dots\dots\dots\dots\dots\dots\dots\dots\dots\dots\dots (2)$$

Em que Qt = quantidade de fármaco dissolvido no tempo t.

Qo = quantidade inicial de fármaco em solução.

K_o = a constante de libertação de ordem zero.

Desta forma, o gráfico da fração dissolvida do fármaco em função do tempo será linear se as condições previamente estabelecidas forem cumpridas ([14] 6).

Cinética de primeira ordem

Descreve a libertação do fármaco dos sistemas em que a taxa de libertação depende da concentração, tal como descrito na equação (3):

$$\log Q_t = \log Q_0 - K_1 t / 2.303 \dots\dots (3)$$

Em que Q_t = a quantidade de fármaco libertada no tempo t.

Q_0 = a quantidade inicial de fármaco no comprimido e K_1 é a constante de libertação de primeira ordem ([14] 7).

Deste modo, o gráfico do logaritmo decimal da quantidade libertada do fármaco em função do tempo será linear ([14] 6).

Modelo Higuchi

Descreve o modelo de libertação em que a fração de libertação do fármaco a partir da matriz é proporcional à raiz quadrada do tempo, como se mostra na equação (4)

$$Q_t/Q_0 = K_H \sqrt{t} \dots\dots (4)$$

Em que Q_t /Q_0 = quantidade acumulada de libertação do fármaco no tempo t

K_H = constante de dissolução de Higuchi que reflecte as características da formulação.

Deste modo, um gráfico da percentagem cumulativa de fármaco libertado versus a raiz quadrada do tempo produz uma linha reta, indicando que o fármaco foi libertado por mecanismo de difusão. O declive é igual a K_H ([14]8).

Modelo de Korsmeyer-Peppas

É utilizada para uma melhor descrição do comportamento de libertação do fármaco a partir de um sistema polimérico ([14]9), como mostra a equação (5)

$$\log (Q_t/Q_\infty) = \log K_{kp} + n \log t \quad \ldots\ldots\ldots (5)$$

Onde Q_t/Q_∞ = a fração de libertação do fármaco no tempo t,

k_{kp} = a constante que incorpora as características estruturais e geométricas do dispositivo de libertação controlada e

(n) = um expoente de libertação difusional indicativo do mecanismo de libertação do fármaco para dissolução.

O valor (n) da equação (5) foi utilizado para determinar os diferentes mecanismos de libertação e é igual ao declive da linha obtida através do gráfico de log

(Q_t/Q_∞) versus log t enquanto o interceto representa log k_{kp} na equação acima [150,151]

Quando (n) igual a 0,45 corresponde a difusão Fickiana, 0,45 < n < 0,89 corresponde a difusão anómala (não Fickiana), n igual a 0,89 corresponde a transporte Case-II, e n > 0,89 corresponde a transporte Super case-II[152] .

2.6 Teste In-Vivo para a Fórmula Óptima

Após a seleção da fórmula ideal (F21) pelas suas boas propriedades (como o tempo de retardamento da flutuação, o tempo de flutuação, a viscosidade, a força do gel, o pH e o perfil de libertação), o teste de ensaio da atividade diurética in vivo foi realizado em ratos albinos machos Wister. Todos os procedimentos foram aprovados pelo Comité de Ética para o Tratamento de Animais da Universidade de Al-Mustansiriya; os animais foram aclimatados durante 7 dias em condições normais, ou seja, temperatura ambiente de 35 ±1° C, humidade relativa de 45-55% e ciclo de luz/obscuridade de 12/12 horas. Doze ratos saudáveis, pesando 250 - 360 g; estes ratos foram envolvidos em cada etapa, divididos em 4 grupos, cada grupo composto por 3 ratos colocados em gaiolas metabólicas modificadas (cada gaiola equipada com um chão de rede metálica para permitir a passagem livre e a recolha de material excretado enquanto contém os ratos, também foram colocadas peneiras de aço inoxidável na rede que asseguraram uma boa separação da urina das fezes e a urina foi recolhida num prato)[153] . Antes do tratamento, os ratos, após jejum noturno e livre acesso a água, foram anestesiados numa câmara de indução com éter durante 5 a 10 minutos. Uma vez anestesiados, os ratos foram retirados da câmara de indução e, em seguida, todos os animais receberam soro fisiológico (NaCl a 0,9%) numa dose oral de 4% do peso corporal através de uma seringa de gavagem oral para impor a carga de água e sal[154] .

Primeiro passo: Cada grupo recebeu o mesmo volume de água destilada num biberão (200 ml) por via oral e foi considerado como controlo, depois a urina foi recolhida de cada grupo e medida ao longo de um período de 1, 5 e após 24 horas. As concentrações de electrólitos (Na^+ , K^+) foram estimadas a partir de cada amostra de urina de cada grupo em intervalos de tempo constantes utilizando fotometria de chama.

Segunda etapa: Após um período de recuperação de uma semana para os ratos (com acesso livre a água e alimentos). Os ratos foram submetidos a jejum durante a noite e, em seguida, receberam solução comercial de furosemida (Fudesix®) por via oral, utilizando uma seringa de gavagem, numa dose de 10, 25, 50 e 100 mg/kg para os grupos I, II, III e IV, respetivamente. O volume de urina e as concentrações de electrólitos foram estimados de forma semelhante à etapa 1.

Terceira etapa: Após um período de recuperação de uma semana semelhante ao da etapa 2, os ratos foram colocados em jejum durante a noite e, em seguida, receberam a fórmula óptima (F21) por via oral numa dose de 10, 25, 50 e 100 mg/kg para os grupos I, II, III e IV, respetivamente. O volume de urina e as concentrações de electrólitos foram estimados de forma semelhante à etapa 1 [15 5].

2.7 Estudos de compatibilidade fármaco-excipiente

As compatibilidades físico-químicas do fármaco, dos aditivos e dos excipientes foram testadas através da mistura do fármaco com cada excipiente e a mistura dos mesmos foi caracterizada por espetroscopia FT-IR de 4000 - 500 cm^{-1} utilizando um disco de brometo de potássio (13 mm de diâmetro) $(^{15}$ 6).

2.8 Estudos de estabilidade acelerada: Efeito da temperatura

Este estudo foi efectuado em condições térmicas aceleradas (40, 50 e 60° C). As soluções foram armazenadas em frascos de vidro escuro com rolha bem fechada (cada um contendo 100 ml da fórmula selecionada) em fornos durante 12 semanas. Foram colhidas amostras de 5 ml de 2 em 2 semanas, que foram caracterizadas quanto ao teor de furosemida através da medição da sua absorvância UV a 274,2 nm. O pH, a viscosidade, o tempo de retardamento da flutuação e o tempo de flutuação foram medidos (à temperatura ambiente de 25° C) durante o período da experiência (157)

2.9 Análise estatística

A análise estatística das formulações foi efectuada através de uma análise de variância unidirecional (ANOVA). A diferença é estatisticamente significativa quando (P < 0,05).

3. Resultados e discussão

3.1 Caracterização da Furosemida em Pó

3.1.1 Determinação do ponto de fusão

O ponto de fusão medido da furosemida foi de 210° C; o que é consistente com a gama de 206 a 210° C, indicando a pureza do pó do medicamento[158, 159] . A fusão foi irreversível e produziu uma cor castanha escura.

3.1.2 Determinação da Absorção UV (λ max) da Furosemida

A análise da solução-mãe de furosemida por espetrofotómetro UV a 200 - 400 nm deu o espetro que tem o comprimento de onda de absorção máxima (λ max) a 274,2 nm em solução de fluido gástrico 0,1N HCl (pH 1,2) e a 271 nm em água destilada, como se mostra na Figura 3.1. O resultado está de acordo com o registado [112] .

3.1.3 Determinação das curvas de calibração da furosemida

As curvas de calibração da furosemida em solução de fluido gástrico 0,1N HCl (pH 1,2) e em água destilada são apresentadas nas Figuras (3.2 e 3.3). Obteve-se uma linha reta ao traçar o gráfico da absorvância em função da concentração com um coeficiente de regressão elevado, o que indica que as curvas de calibração obedecem à lei de Beer na gama de concentrações utilizada[160] .

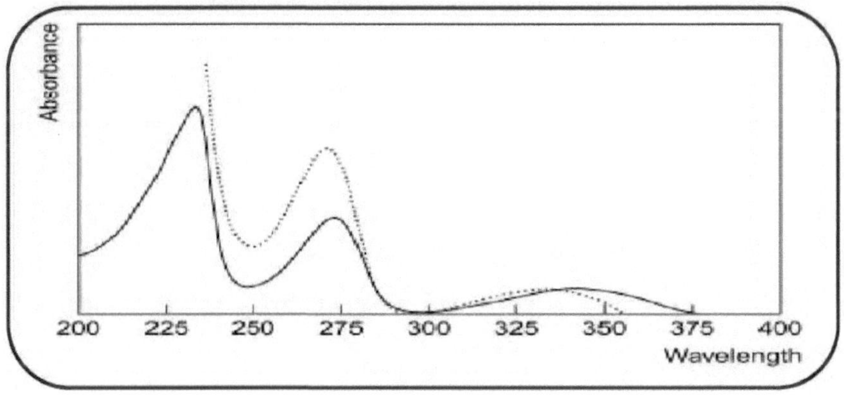

Figura 3.1: Espectro de UV da furosemida em solução de fluido gástrico 0,1N HCl (pH 1,2)

(linha sólida) e em água destilada (tracejada).

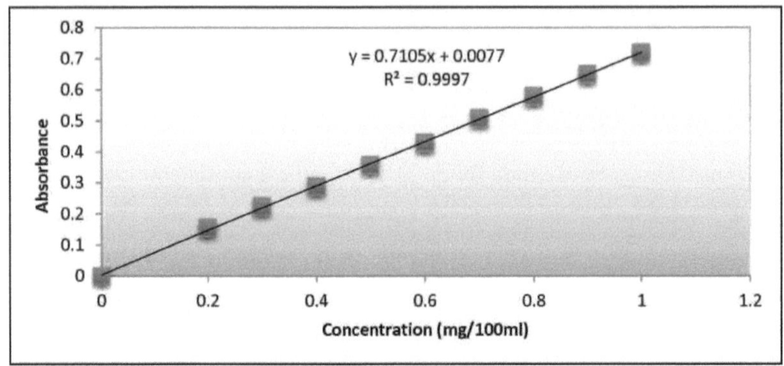

Figura 3.2: Curva de calibração da furosemida em solução de fluido gástrico 0,1N HCl (pH 1,2), a λ max 274,2 nm.

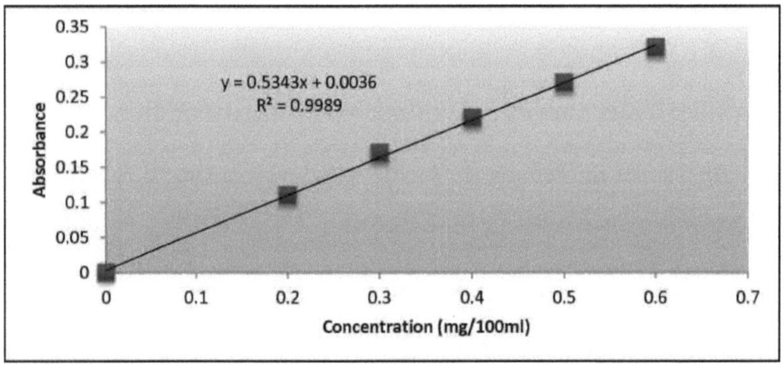

Figura 3.3: Curva de calibração da furosemida em água destilada, λ max a 271nm.

3.1.4   Determinação da solubilidade da furosemida

A solubilidade da furosemida em água foi de 0,006 mg/ml (0,6 mg/100ml), o que está de acordo com os dados registados. Além disso, os resultados mostraram que a solubilidade da furosemida em HCl 0,1N (pH 1,2) foi de 0,01 mg/ml (1mg/100ml), o que se deve à natureza ácida do fármaco, uma vez que a furosemida é um fármaco ácido fraco que, em meio ácido, tende a apresentar-se na forma unificada (lipofílica)[5,107].

O estudo de solubilidade da furosemida em HCl 0,1N (pH 1,2) com a presença de solubilizadores mistos (PEG 6000 como solubilizador de água, benzoato de sódio e citrato de sódio como hidrótropos, propilenoglicol e glicerina como co-solventes) resultou num aumento da solubilidade da furosemida para 4 mg/ml, o que está de acordo com os dados relatados[161] .

3.2 Avaliação do gel flutuante in-situ de furosemida

Todas as formulações (F1-F35) preparadas foram avaliadas em relação a diferentes parâmetros como: força do gel, tempo de gelificação, uniformidade do conteúdo, tempo de retardamento da flutuação, duração da flutuação, medição do pH, densidade e índice de inchamento, os resultados estão resumidos na Tabela 3.1.

Tabela 3.1: Avaliações do gel flutuante in situ de furosemida

Fórmula Não.	Resistência do gel (N/m)^2	Tempo de gelificação (seg)	Uniformidade do teor (%)	Tempo de desfasamento de flutuação (seg)	Duração flutuante [hr]	PH	Densidade (g/cm)^3	Índice de inchaço (%)
F1	6.87+0.24	11+0.05	95	90+0.07	17+0.08	8.4	0.6+0.05	46.1
F2	8.01+0.15	2+0.01	97	60+0.06	19+0.05	8.5	0.7+0.03	65.6
F3	11.72+0.1	0	90.6	30+0.12	20.5+0.07	8.6	0.98+0.1	90.2
F4	4.76+0.21	10+0.07	90	-	-	7.6	1.14+0.55	63.7
F5	5.59+0.19	6+0.11	95	-	-	7.2	1.21+0.74	75.6
F6	6.43+0.27	0	91	-	-	7.0	1.36+0.39	84.2
F7	32.50+0.44	0	90.5	-	-	7.7	1.05+0.48	8.3
F8	40.06+0.52	0	95.6	-	-	7.3	1.11+0.26	10.1
F9	45.35+0.7	0	92	-	-	7.0	1.17+0.61	12.2
F10	7.94+0.32	5+0.03	94	-	-	6.95	1.14+0.78	60.9
F11	20.18+0.42	4+0.08	92	-	-	6.93	1.36+0.66	64.4
F12	7.18+0.24	6+0.04	93	-	-	6.92	1.05+0.54	43.5
F13	10.20+0.11	3+0.02	91	-	-	6.91	1.18+0.83	67.2
F14	17.76+0.5	0	90.5	-	-	6.9	1.4+0.97	83.5

F15	9.45+0.08	0	90.5	120+0.55	20+0.08	8.2	0.99+0.35	74.5
F16	2.27+0.3	0	94	20+0.09	12+0.2	8.7	0.45+0.04	50.5
F17	8.69+0.09	0	90.7	110+0.4	22+0.11	7.8	1.01+0.8	34.3
F18	4.91+0.08	0	91	25+0.08	21.5+0.09	8.2	0.99+0.45	22.5
F19	2.65+0.25	0	92	15+0.03	20+0.1	8.6	0.98+0.64	16.4
F20	1.89+0.07	7+0.06	99.6	55+0.07	23.5+0.03	7.2	0.6+0.06	8.8
F21	10.96+0.09	2+0.01	99.9	35+0.02	24+0.01	7.5	0.8+0.02	19.7
F22	15.49+0.05	0	92	29+0.06	24+0.04	7.7	0.91+0.08	35.6
F23	1.89+0.22	10+0.09	91	100+0.35	23+0.02	7.4	0.84+0.12	13.2
F24	3.40+0.17	5+0.1	90.5	80+0.34	23.5+0.5	7.6	0.88+0.22	27.6
F25	5.67+0.28	0	90	15+0.01	24+0.12	7.8	0.96+0.17	39.1
F26	2.65+0.4	25+0.12	96	90+0.23	18+0.07	8.5	0.98+0.3	67.9
F27	10.96+0.2	20+0.23	93	150+0.7	20+0.15	8.4	0.99+0.7	58.8
F28	1.89+0.35	120+0.26	99	50+0.3	19+0.21	8.2	0.91+0.07	60.2

Quadro 3.1: a continuar

Fórmula Não.	Resistência do gel (N/m $)^2$	Tempo de gelificação (seg)	Uniformidade do teor (%)	Tempo de desfasamento de flutuação (seg)	Duração flutuante [hr]	pH	Densidade (g/cm $)^3$	Índice de inchaço (%)
F29	3.02+0.26	60+0.08	98	110+0.31	21+0.09	8.1	0.96+0.49	62.6
F30	6.05+0.32	30+0.12	95	170+0.45	23+0.13	8.0	0.99+0.6	64.5
F31	6.43+0.43	0	91.4	20+0.2	20.5+0.07	8.0	0.99+0.35	66.1
F32	3.02+0.4	0	91	-	-	7.45	1.84+0.77	13.2
F33	4.54+0.37	0	90	-	-	7.4	2.1+0.9	17.9
F34	2.65+0.17	20+0.05	95.2	240+0.15	20+0.4	7.5	1.005+0.7	20.8
F35	3.40+0.23	10+0.07	90.1	300+0.5	20.5+0.16	7.5	1.01+0.5	30.1

3.2.1 Estudo de Gelificação In-Vitro

3.2.1.1 Determinação da força do gel

A Tabela 3.1 mostra que os polímeros (alginato de Na e goma gelana) como polímeros primários e os polímeros secundários (iota carragenina, HPMCK100M e HPMC K4M) desempenham um papel importante na força do gel. À medida que a concentração de alginato de Na aumenta em (F4-F6) e a concentração de goma gelana aumenta em (F7-F9), a força do gel aumenta significativamente ($p < 0,05$). Isto deve-se ao facto de o alginato de Na e a goma gelana conterem grupos carboxilo e hidroxilo na sua estrutura, pelo que o aumento das suas concentrações resulta em mais grupos carboxílicos prontos para a reticulação, desencadeando assim um aumento da interação eletrostática na matriz polimérica com a indução da formação de pontes fortes entre as unidades poliméricas, permitindo que a matriz se estique ainda mais, formando uma matriz rígida e aumentando assim a resistência do gel. Foi observada uma observação semelhante com pérolas flutuantes de hidrogel de alginato biodegradável reticulado para a administração controlada de metronidazol e verapamil HCl num local específico do estômago [162, 136].

As fórmulas que contêm HPMC K4M e HPMC K100M (F10-F14) apresentam uma força de gel satisfatória ($p < 0,05$), à medida que a concentração de HPMC aumenta. A formação rápida de uma camada gelatinosa espessa e uniformemente homogénea e a taxa de hidratação mais elevada são conseguidas devido à presença de substituintes metilo e hidroxipropilo que interferem com o empacotamento estreito entre cadeias vizinhas, o que leva ao aumento da força de gel das matrizes[163].

As fórmulas contendo carragenina iota (F20-F25) combinadas com alginato de Na e goma gelana separadamente, mostraram um aumento significativo na força do gel ($p < 0,05$). À medida que a concentração de iota carragenina aumenta, produz um gel rígido de redes 3D de hélices duplas devido à reticulação das cadeias adjacentes nas quais os grupos de sulfato são orientados externamente, uma vez que tem o grau ótimo de sulfatação, aumentando assim a formação de gel na presença de iões divalentes como o cálcio, resultando num aumento da força do gel. Esta observação foi registada em sistemas de administração de células que utilizam esferas e fibras de hidrogel de alginato-carragenina para aplicações em medicina regenerativa[164] .

Além disso, o aumento da concentração de CaCl2 (F1-F3) revela um aumento significativo da resistência do gel (p < 0,05), o grau de rigidez do gel aumenta devido ao aumento do grau de reticulação dos iões Ca^{2+} divalentes com as cadeias poliméricas. Esta observação está em conformidade com os resultados relatados no sistema de transição sol-gel de ofloxacina ativado pelo pH para uma retenção gástrica prolongada[165] .

3.2.1.2   Determinação do tempo de gelificação

A Tabela 3.1 mostra que o alginato de Na e a goma gelana (como polímeros primários), para além da carragenina iota e de diferentes graus de HPMC (como polímeros secundários), têm efeitos diferentes no tempo de gelificação. O gel formado in-situ deve preservar a sua integridade sem se dissolver ou corroer, de modo a localizar o fármaco no local de absorção durante um período prolongado.

As fórmulas (F1-F3) mostram que o aumento da concentração de CaCl2 que, em contacto com HCl 0,1N (pH 1,2), a solução polimérica líquida deve sofrer uma transição rápida de sol para gel por meio de gelificação iónica. A composição do fluido gástrico é rica em iões Cl⁻ ; por conseguinte, ao interagir com o CaCl2 como agente reticulante, forma-se rapidamente um gel in situ. As fórmulas (F4-F6) mostram que o aumento da concentração de alginato de Na provoca uma gelificação instantânea e forma um bom gel, o que se deve ao efeito de gelificação ionotrópica interna do cálcio no alginato de Na. Todas estas fórmulas (F1-F6) mostram uma diminuição significativa (p<0,05) do tempo de gelificação, estando estas observações em conformidade com os resultados relatados na formulação e avaliação de um gel in situ específico para o estômago de metoclopramida utilizando polímeros naturais e biodegradáveis[157] .

Ao estudar o tempo de gelificação das fórmulas de goma gelana (F7-F9), observou-se um efeito não significativo, uma vez que as cadeias de goma gelana se encontram numa conformação de bobina aleatória. Reorganizam-se numa conformação de "dupla hélice" (transição bobina-hélice), e as duplas hélices juntam-se conduzindo a zonas de junção física; indicando que, qualquer que seja a concentração de gelana, esta passa rapidamente da transição sol para gel devido à interação iónica. Esta observação foi registada na avaliação in vitro e in vivo do sistema de administração ocular à base de goma gelana Gelrite® para a indometacina[166] .

Além disso, para as fórmulas que contêm iota carragenina (F20-F25), os resultados mostraram que o aumento da concentração de iota carragenina conduz a um efeito significativo no tempo de gelificação ($p < 0,05$) devido ao contacto da solução de iota carragenina com HCl 0,1N (pH 1,2).Assim, as bobinas aleatórias do polímero dissolvido sofrem uma rápida transição para uma conformação helicoidal dupla na zona de junção, dependendo da ligação cruzada com o Cl⁻ presente no fluido gástrico, conduzindo a uma gelificação rápida com forte formação de gel. Esta observação foi demonstrada na comparação de sistemas de gelificação in situ activados por iões para administração ocular de fármacos[167] .

Para estudar o efeito do NaHCO3 no tempo de gelificação, foram utilizados (F10-F14) contendo HPMC sem NaHCO3 e (F26-F30) contendo HPMC com NaHCO3. Verificou-se que o tempo de gelificação diminuiu significativamente ($p < 0,05$) devido à fraca reticulação do ião sódio do bicarbonato de sódio e que é necessário mais tempo para reticular o Cl⁻ do fluido gástrico com $CaCl_2$. Assim, forma-se um gel macio e menos tempo para o gel começar a romper-se e, como resultado, a formação de poros com o tempo. Esta observação foi demonstrada na formulação e avaliação do HCl de ranitidina como gel flutuante in-situ [168].

3.2.2 Índice de inchaço

Os resultados da Tabela 3.1 e da Figura 3.4 mostram que os tipos e as concentrações dos polímeros primários (alginato de Na e goma gelana) e a adição dos polímeros secundários (iota carragenina, HPMC K100M, HPMC K4M) desempenham um papel importante no comportamento de inchamento do gel in-situ. O aumento da concentração de alginato de Na em (F4-F6) mostra um aumento significativo no índice de inchamento ($p < 0,05$). O aumento da concentração de alginato de Na leva a elevadas percentagens de hidratação e à troca de iões sódio-cálcio, formando regiões insolúveis de alginato de cálcio, seguidas da penetração do solvente na rede do gel, o que resulta numa hidratação fácil e num inchaço rápido do alginato de Na. Foi encontrada uma observação semelhante na formulação e avaliação do gel flutuante oral in situ de domperidona[169] . À medida que a concentração de goma gelana aumentou nas formulações (F7-F9), o índice de dilatação aumentou de forma não significativa ($p>$ 0,05). Uma vez que o gel de goma gelana tem uma absorção de água bastante baixa devido ao facto de os grupos carboxílicos estarem envolvidos na formação das hélices duplas, o que aumenta a quantidade de zonas de junção, assim, em condições ambientais de pH baixo 0,1N HCl (pH 1,2), são induzidas zonas de junção mais estáveis porque os grupos carboxilatos estão na sua forma ácida e, como resultado, as cadeias de polímero podem estar mais próximas umas das outras, o que leva a um baixo inchaço do polímero[170] .

Foram observadas percentagens de hidratação elevadas com fórmulas que continham HPMC K100M e HPMC K4M como polímeros secundários e 1% (p/v) de alginato de Na (F10-F14). Os dados relativos à absorção de água foram correlacionados com o peso molecular e a concentração de HPMC; à medida que se utilizam graus de HPMC de elevado peso molecular ou se aumenta a concentração de HPMC específico, verifica-se um aumento significativo do índice de intumescimento ($p < 0,05$) porque o polímero absorve gradualmente a água. Estes resultados estão relacionados com a hidrofilicidade do HPMC K100M e do HPMC K4M como polímeros solúveis em água derivados de celulose não iónicos, o polímero hidrofílico mais exterior hidrata e incha e forma-se uma barreira de gel na superfície exterior. Em seguida, à medida que a camada gelatinosa se dissolve e/ou se dispersa progressivamente, o processo de libertação por hidratação e dilatação é repetido para novas superfícies expostas, mantendo assim a integridade da forma de dosagem com um estado de dilatação mais elevado. Este resultado foi semelhante ao observado na formulação do sistema de administração gastroretentora de itopride HCl[171] .

Foi estudado o efeito da presença de carragenina de iota como polímero secundário juntamente com alginato de Na como polímero primário nas fórmulas (F20-F22) e goma gelana (F23-F25). Verificou-se que à medida que a concentração de iota carragenina aumentava, o índice de inchamento aumentava significativamente (p < 0,05). Isto deve-se à presença do grupo sulfato na carragenina, pelo que, à medida que a concentração de carragenina aumenta, os contra-iões também aumentam, o que contribui para uma repulsão eletrostática mais forte entre os grupos sulfato e, por conseguinte, o inchaço da carragenina também aumenta. No entanto, esta dilatação é limitada devido ao pH ácido, uma vez que a maioria dos aniões carboxilato presentes tanto no alginato de Na como na goma gelana estão protonados. Assim, as principais forças de repulsão anião-anião com a iota carragenina são eliminadas e, consequentemente, os valores de dilatação são limitados. Foi encontrada uma observação semelhante no comportamento de dilatação do hidrogel de carragenina/NaCMC com ligações cruzadas e do hidrogel de carragenina-graft-polimetacrilamida[172, 173].

O aumento da concentração do reticulante CaCl2 (F1-F3) provocou um aumento significativo do índice de dilatação (p<0,05), uma vez que a formação de redes reticuladas proporciona uma barreira adicional à penetração da água no exterior. Assim, o aumento da concentração do reticulante no sistema de entrega proporciona um aumento na concentração de absorção de água e o colapso do gel foi insignificante em comparação com os géis com baixas concentrações de reticulante. Foi observado um resultado semelhante no gel flutuante in situ à base de alginato como transportador para a administração de famotidina específica para o estômago[174].

A Figura 3.5 demonstra o índice de inchamento da formulação de gel in-situ no início da adição de HCl 0,1N e após 5 horas.

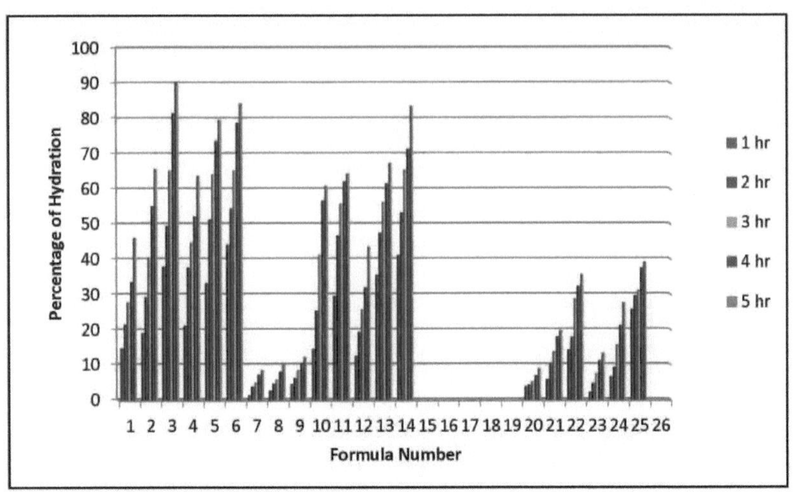

Figura 3.4: Índice de inchamento das formulações

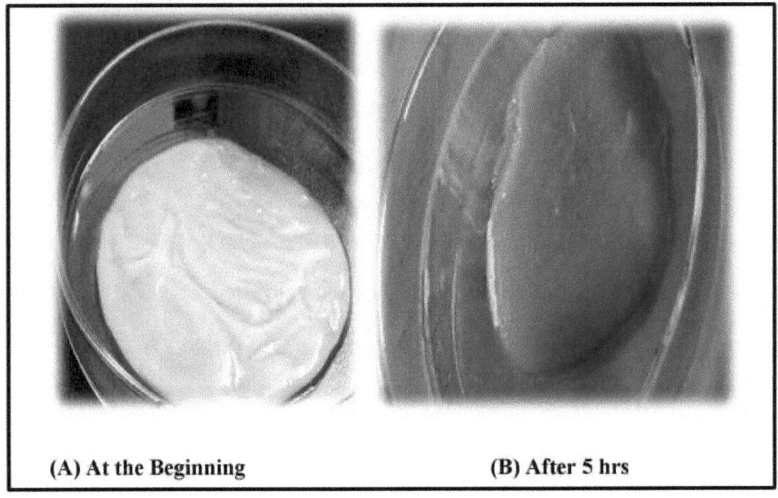

Figure 3.5:   Índice de dilatação do gel in situ de furosemida, (a) no início e (B) após 5 horas

3.2.3 Medições de viscosidade

As propriedades reológicas das soluções são importantes tendo em conta a sua administração oral proposta. A formulação deve ter uma viscosidade óptima que permita uma fácil deglutição como líquido, que depois sofre uma rápida transição sol-gel devido à interação iónica.

A Tabela 3.2 e a Figura 3.6 ilustram um aumento significativo ($p < 0,05$) da viscosidade das formulações (F4-F9) à medida que a concentração de alginato de Na e de goma gelana foi aumentada, com um comportamento de diluição por cisalhamento. Este fenómeno é uma consequência do aumento da interação da cadeia com um aumento da concentração do polímero. Foram obtidos resultados semelhantes para o gel in-situ de carbamazapina[175] e para o gel in-situ de verapamil[136].

A combinação de polímeros em (F10-F14) contendo vários graus de HPMC e em (F20-F25) contendo iota de carragenina afecta a viscosidade da solução, como se pode ver na Figura 3.7. Assim, o aumento da concentração de HPMC tem um efeito significativo ($p < 0,05$) na viscosidade com um comportamento de diluição por cisalhamento devido ao aumento da reticulação da rede polimérica com um forte comportamento elástico do polímero altamente concentrado. Este resultado está de acordo com os dados registados em[176]. Também o aumento da concentração de iota carragenina resultou num aumento significativo ($p < 0,05$) da viscosidade, este resultado deve-se à forte reticulação da iota carragenina que resulta numa rede polimérica de reticulação elástica forte. Observações semelhantes foram registadas no gel composto por iota-carragenina[177].

Tabela 3.2: Efeito da tensão de cisalhamento na viscosidade das formulações

Velocidade de corte (RPM) / Fórmula n	Viscosidade(cps 3	4	5	6	10	12	20	30	50	60	100
F1	860	800	700	600	480	450	420	400	380	360	330
F2	900	880	770	650	530	500	410	400	365	354	340
F3	1200	1100	1000	800	700	650	570	540	520	490	458
F4	240	190	160	130	115	95	82	76	70	64	50
F5	850	700	600	540	420	400	360	340	330	320	312
F6	1800	1700	1600	1500	1260	1200	1170	1140	1060	1010	936
F7	1000	700	600	500	350	250	200	180	160	140	126
F8	1800	1500	1300	1100	960	850	750	700	600	550	444
F9	4600	4200	3800	3200	2850	2750	2190	1900	1460	1330	1020

Fórmula n	3	4	5	6	10	12	20	30	50	60	100
F10	6800	6700	6500	6300	6120	5900	5700	5520	5230	3280	2160
F11	9000	8500	8000	7500	7000	6500	5900	5400	5000	3920	3790
F12	2800	2500	2300	2100	1920	1850	1770	1640	1580	1520	1460
F13	3400	3100	2900	2700	2400	2250	2160	2080	1900	1820	1640
F14	9000	8200	7900	7500	6540	6300	5520	4900	4340	4200	3580
F15	870	800	700	600	480	450	420	380	360	340	320
F16	1000	900	800	700	600	540	450	420	380	360	350
F17	2600	2100	1700	1400	1200	1050	880	780	650	600	480
F18	3400	2800	2500	2200	1500	1350	900	840	700	620	530
F19	3800	3300	2600	2500	1700	1550	1200	1040	890	780	650
F20	1600	1400	1100	900	740	650	590	500	430	380	210
F21	1800	1500	1300	1200	840	750	690	540	460	408	290
F22	3200	3100	2700	2300	1920	1750	1500	1340	1040	930	780
F23	1800	1600	1200	1000	600	500	300	260	200	170	126
F24	2000	1600	1400	1300	720	650	510	340	230	210	150
F25	3800	3400	2800	2500	1820	1400	900	680	460	370	270
F26	11000	10300	9500	8600	7260	6800	5970	5420	4670	4190	3605
F27	16000	14700	13600	12800	10500	9950	8460	7420	5340	5079	4400
F28	5800	5400	5000	4800	4260	4150	3630	3420	3070	2999	2560

Quadro 3.2: a continuar

Velocidade de corte (RPM) / Fórmula n	Viscosidade (cps)										
	3	4	5	6	10	12	20	30	50	60	100
F28	13800	12700	11900	10800	9420	8500	7260	5820	4700	4180	3570
F29	15000	13200	12200	11400	10660	9850	8460	7680	6720	6170	5003
F31	1400	1300	1200	1100	950	930	900	880	840	820	758
F32	2100	1899	1730	1510	1220	1140	1100	900	680	540	366
F33	2400	2220	1900	1770	1550	1420	1310	1150	830	640	378
F34	1000	900	700	600	540	480	450	420	410	400	380
F35	1200	1100	1000	900	700	600	550	480	460	450	414
Fudesix®	210	170	150	120	94	88	82	76	70	60	54

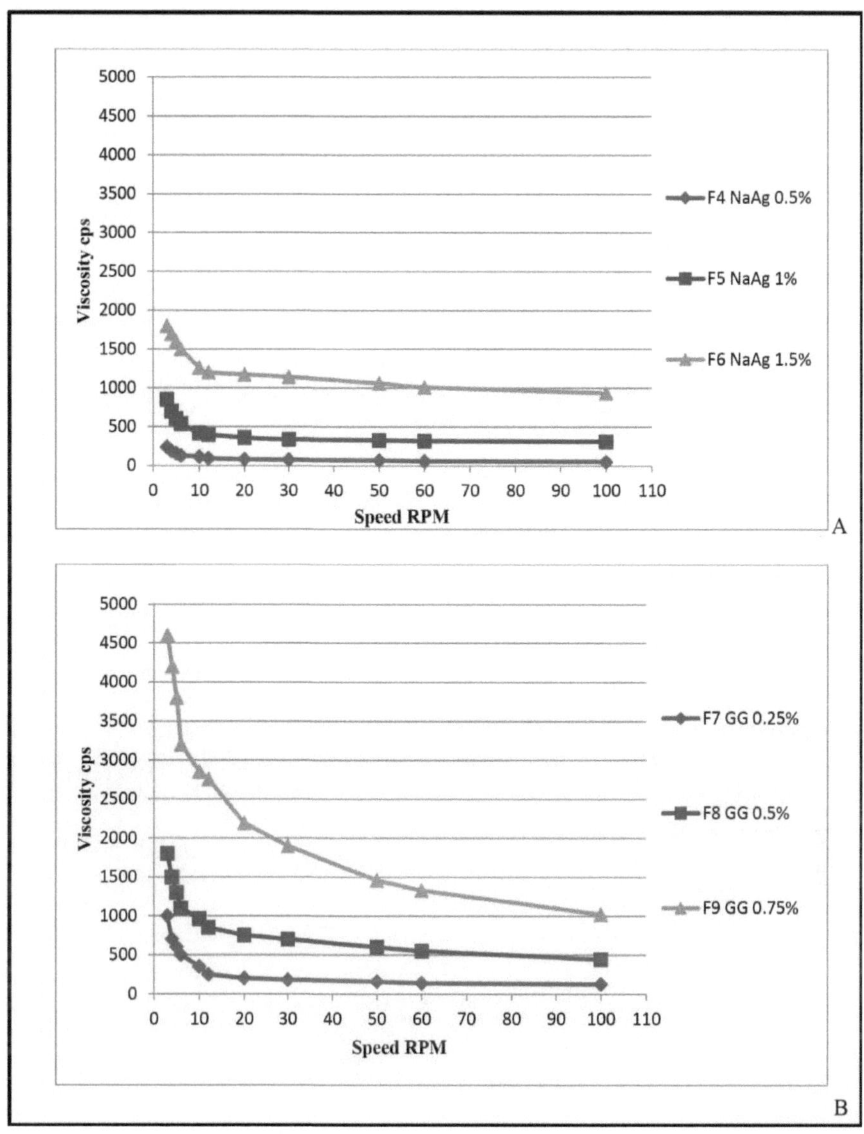

Figura 3.6: Propriedades reológicas das soluções de alginato de Na (A) e goma gelana (B)

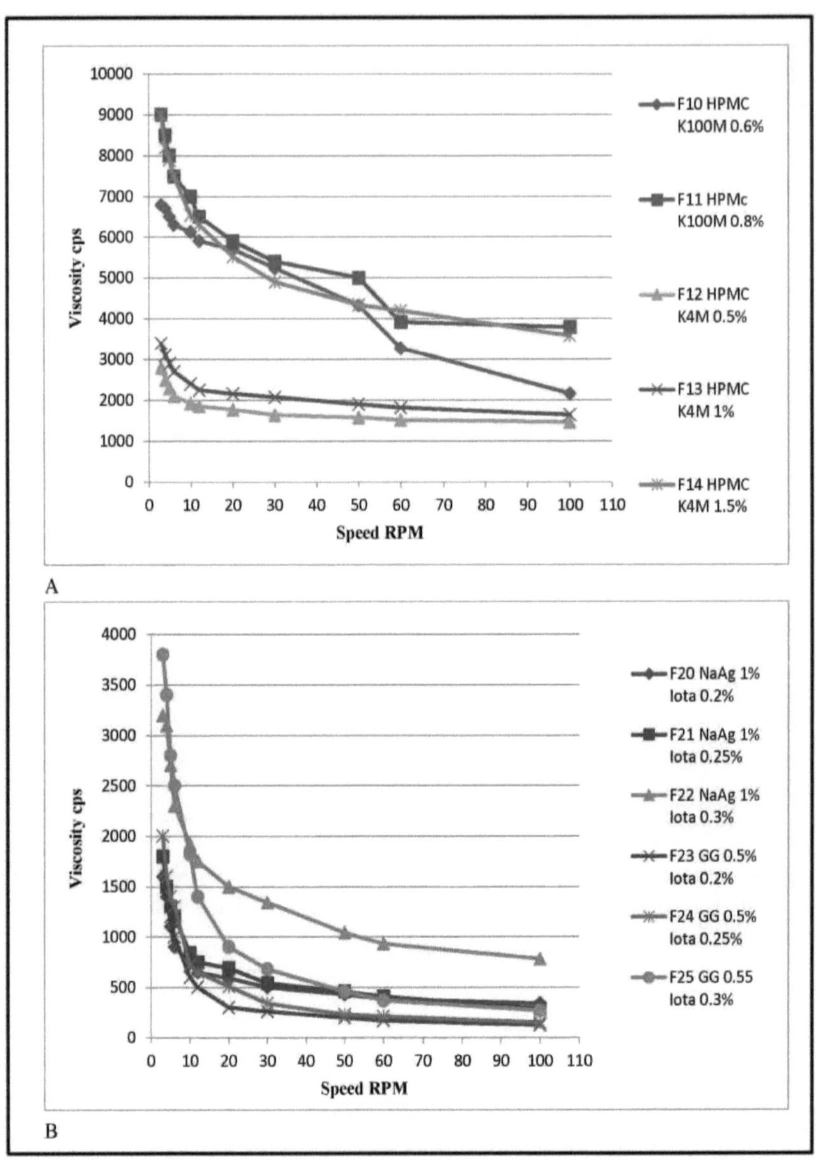

Figure 3.7:   Propriedades reológicas da combinação de polímeros de vários graus de HPMC (A) e solução de Iota Carrageenan (B)

A Figura 3.8 mostra o efeito do NaHCO3 na viscosidade das formulações (F2, F5, F8, F15, F16, F17, F18 e F19) com comportamento de diluição por cisalhamento. As formulações mostram um aumento não significativo (p> 0,05) na viscosidade. Isto deve-se ao facto de o alginato de Na e a goma gelana formarem fortes ligações cruzadas na matriz polimérica e a adição de NaHCO3 diminuir a elasticidade da matriz sem afetar a viscosidade. Foram efectuadas observações semelhantes nos efeitos dos fármacos mucocinéticos nas propriedades reológicas do muco nasal humano reconstituído[178] .

Enquanto a Figura 3.9 ilustra o efeito da adição de 0,5% (p/v) de NaHCO3 na viscosidade das formulações (F26-F30) contendo diferentes graus de HPMC. Os resultados mostraram um aumento significativo (p<0,05) da viscosidade das formulações em comparação com as formulações (F10-F14) que contêm os mesmos tipos de HPMC sem adição de NaHCO3. Estes resultados devem-se ao aumento da força iónica da composição da matriz e à salga das macromoléculas devido à presença de NaHCO3, que pode provocar a contração das cadeias poliméricas e controlar a expansão das cadeias, causando assim um aumento da viscosidade. Estas observações estão de acordo com a formulação de um sistema matricial de libertação controlada de niacina, um fármaco altamente solúvel em água e com uma carga elevada[179] .

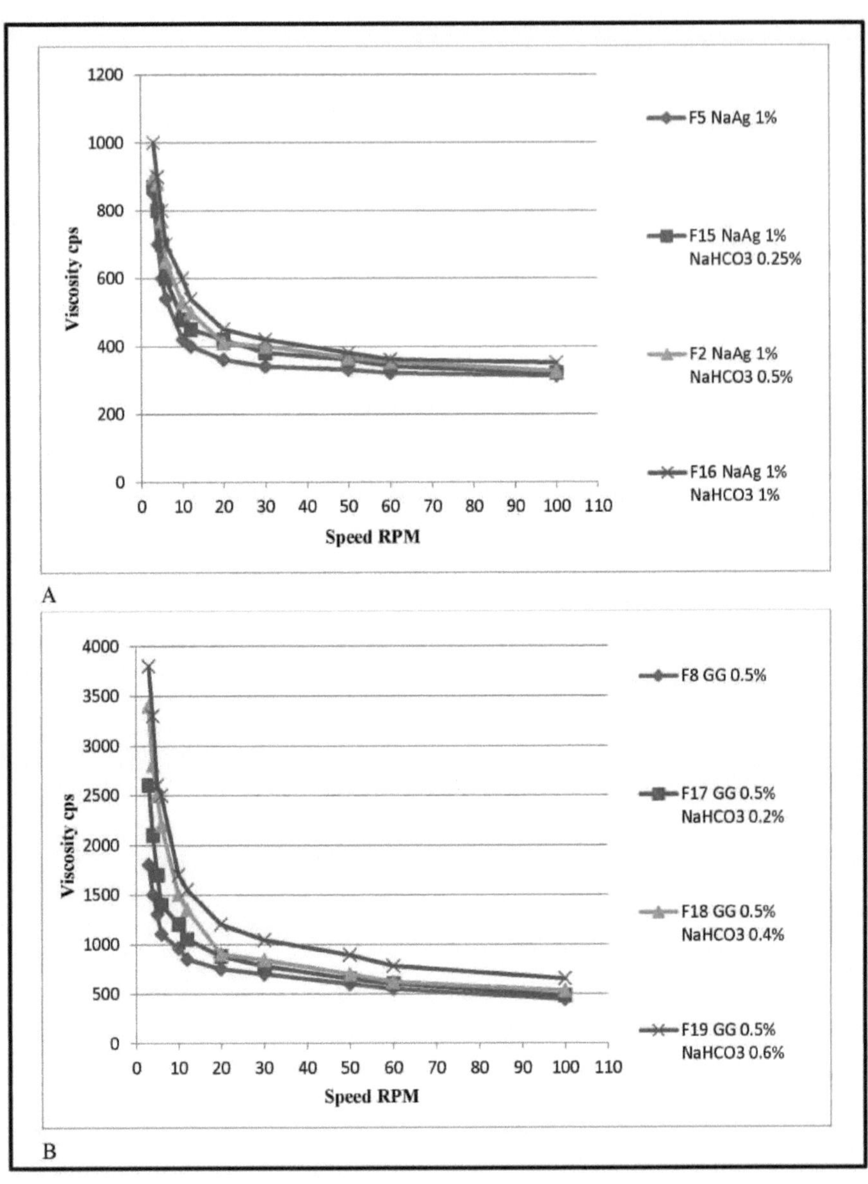

Figura 3.8: Propriedades reológicas do Alginato de Na (A) e da Goma Gellan (B) com NaHCO3 e sem NaHCO3

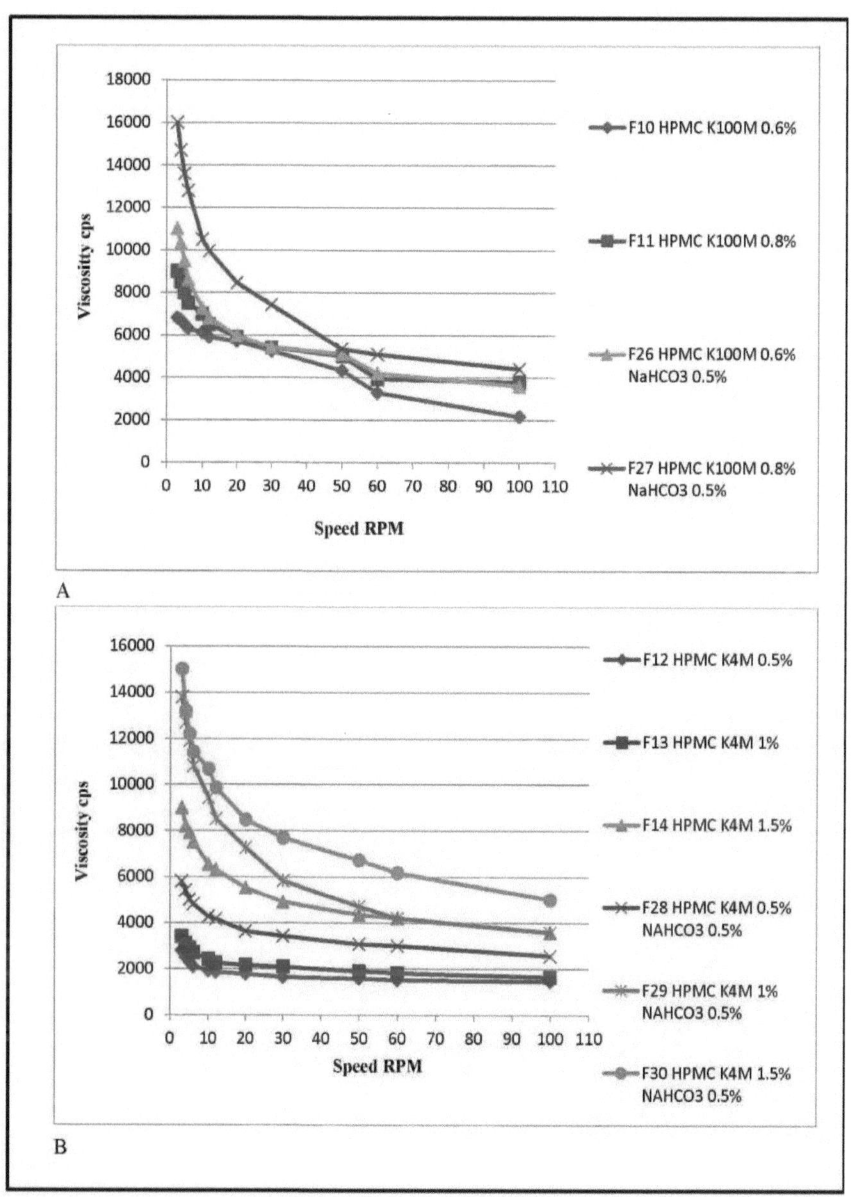

Figura 3.9: Propriedades reológicas de HPMC K100M (A) e K4M (B) com NaHCO3 e sem NaHCO3

Além disso, o aumento da concentração do fármaco (F21, F32 e F33) não tem um efeito significativo nas propriedades reológicas da solução polimérica, como se mostra na

Figura 3.10. Por conseguinte, à medida que a carga de fármaco aumenta, a massa de fármaco insolúvel aumenta, o que não tem um efeito significativo nas propriedades viscoelásticas, de fluxo e texturais das formulações. Estas observações estão de acordo com o que foi referido para as redes de polímeros bioadesivos contendo tetraciclina[180] .

Além disso, o aumento da concentração de frutose (agente adoçante) (F21, F34 e F35), como mostrado na Figura 3.11, resultou num aumento não significativo da viscosidade ($p > 0,05$). A razão por detrás disto é a redução da ligação de hidrogénio intermolecular entre a água e a matriz polimérica. Isto resultou no esgotamento da água, o que levou a um aumento da interação hidrófobo/hidrófobo, dando origem a um polímero altamente ramificado que aumenta a resistência da solução a fluir livremente e, por conseguinte, aumenta a viscosidade do sistema. Esta observação está de acordo com a formulação de gelificação rápida in-situ para trometamina de cetorolac[181] .

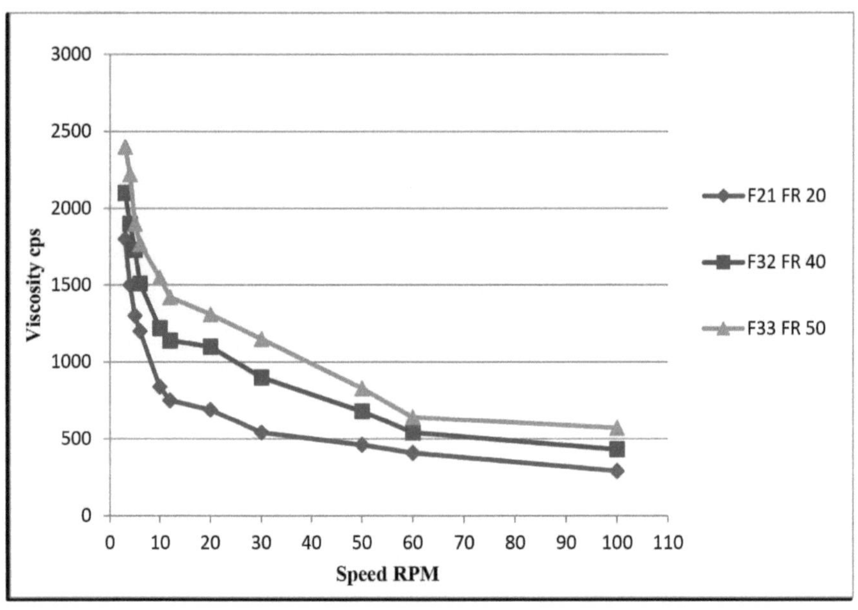

Figura 3.10: Propriedades reológicas da solução polimérica após o aumento da concentração de furosemida

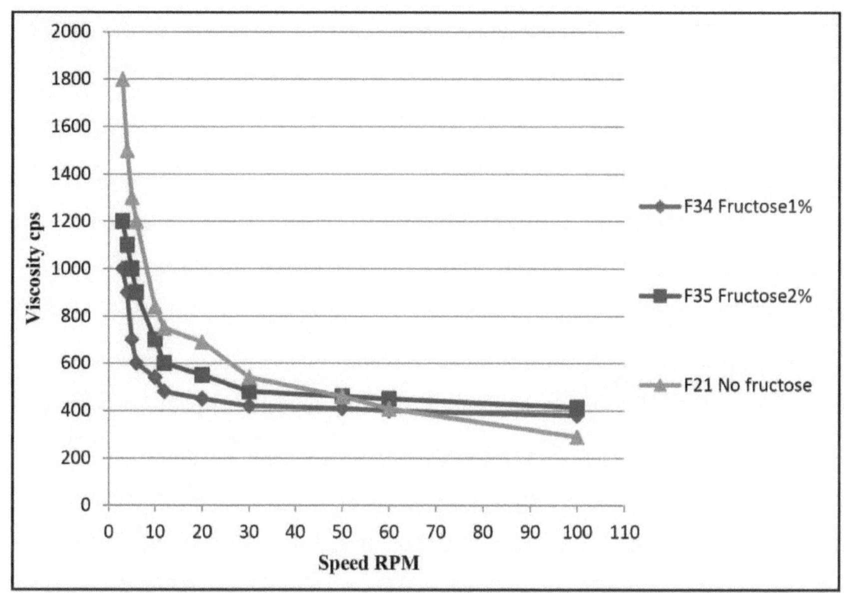

Figura 3.11: Propriedades reológicas da solução polimérica com o aumento da concentração de frutose

3.2.4 Flutuabilidade in-vitro

A capacidade de flutuação in vitro das formulações preparadas foi investigada utilizando o meio de dissolução HCl 0,1N (pH 1,2) apresentado na Tabela 3.1. Os resultados obtidos para as formulações sem bicarbonato de sódio (F4-F14) mostraram que estas fórmulas não flutuavam. A razão subjacente à capacidade de não flutuar está diretamente relacionada com o teor de gás da matriz polimérica, uma vez que foi preparada uma estrutura interna reticulada altamente densa, sem poros, na ausência de agente formador de gás, pelo que se esperava que retivesse o fármaco durante mais tempo e, por conseguinte, não conseguisse flutuar[182, 183].

Geralmente, as formulações que contêm bicarbonato de sódio como agente gerador de gás mantêm a flutuabilidade devido à geração de dióxido de carbono na presença do meio de dissolução e a combinação de bicarbonato de sódio e ácido cítrico proporcionou a capacidade de flutuação desejada. Observou-se que o gás gerado ficou retido e protegido no interior do gel formado pela hidratação do polímero, diminuindo assim a densidade das formulações para menos de $1g/cm^3$ e o gel tornou-se flutuante e inchou durante os estudos de flutuabilidade in vitro.

Verificou-se que, ao aumentar a quantidade de bicarbonato de sódio em (F15, F2 e F16), o tempo de retardamento de flutuação diminui significativamente (p<0,05). Assim, em (F15) (contendo 0,25% (p/v) $NaHCO_3$) apresentou o maior tempo de retardamento de flutuação devido à geração de uma pequena quantidade de gás CO_2, enquanto (F2) (contendo 0,5% (p/v) $NaHCO_3$) a quantidade de CO_2 foi essencial para alcançar uma flutuabilidade in vitro óptima, uma vez que estas formulações contêm alginato de Na e os iões de cálcio reagiram com o alginato de Na para produzir uma rede de gel 3D de reticulação e uma estrutura inchada que pode restringir a libertação adicional de dióxido de carbono e moléculas de fármaco, com gel formado intacto. O aumento adicional da concentração de bicarbonato de sódio em (F16) não mostra qualquer efeito significativo no comportamento de flutuação (p>0,05), onde, a quantidade aumentada de bicarbonato de sódio causou uma grande quantidade de efervescência, que por sua vez resultou na formação de poros, levando a uma rápida hidratação da matriz do polímero e, assim, formou-se um gel fraco que pode ser removido precocemente do estômago por movimento peristáltico[184] .

Nas formulações (F1-F3), o efeito do aumento da concentração de CaCl2 na capacidade de flutuação foi significativo (p<0,05), o que se deve à formação de uma zona de junção helicoidal dupla seguida da agregação dos segmentos helicoidais duplos para formar uma rede 3D através da complexação do alginato de Na com iões Ca^{2+} . Assim, à medida que a concentração de CaCl2 aumentou, o tempo que a formulação demorou a emergir na superfície do meio (tempo de flutuação) diminuiu e a duração durante a qual a formulação flutuou continuamente (duração da flutuação) aumentou.

No caso das formulações que contêm goma gelana (F17-F19), o aumento da concentração de bicarbonato de sódio conduziu a uma diminuição significativa (p<0,05) do tempo de retardamento da flutuação e a uma diminuição não significativa do tempo de flutuação. Isto deve-se à gelificação e à reticulação da goma gelana com iões Ca^{2+} , que diminuem, levando à formação de um gel fino devido à libertação de uma grande quantidade de dióxido de carbono da matriz do gel, produzindo um efeito mais flutuante caracterizado pela diminuição da duração da flutuação e do tempo de atraso da flutuação. As mesmas observações foram relatadas no desenvolvimento e na avaliação in vitro de uma formulação líquida oral gelificante de libertação sustentada de nizatidina[141] .

Além disso, à medida que a concentração de HPMC K100M (F26-F27) e HPMC K4M (F26-F30) foi aumentada, o tempo de flutuação aumentou significativamente (p<0,05). O tempo de flutuação também aumentou devido a um ligeiro aumento da densidade e da força de gel das matrizes, que aprisionou o CO_2 no interior das matrizes poliméricas gelificadas e impediu a sua saída, induzindo assim a flutuação do gel. Este facto está de acordo com a preparação e caraterização de uma forma de dosagem gástrica flutuante de capecitabina[185] .

O aumento das concentrações de iota carragenina em (F20-F22) contendo 1% de alginato de Na e em (F23-F25) contendo 0,5% de goma gelana, resultou na diminuição significativa do tempo de retardamento da flutuação (p< 0,05), enquanto a duração da flutuação permaneceu quase constante. A razão subjacente a este facto deve-se à rápida reticulação da matriz polimérica em resultado da presença de grupos de sulfato fortemente ácidos na molécula de carragenina iota que permite um certo grau de ionização do polímero em HCl 0,1N (pH 1,2), levando à formação de uma camada gelatinosa insolúvel de segmentos helicoidais duplos agregados que formam uma rede 3D por complexação e, consequentemente, a uma penetração mais lenta do solvente nas matrizes e a uma difusão mais controlada de CO_2, induzindo assim o gel in-situ a flutuar rapidamente[186, 187] .

3.2.5 Medição da densidade do gel

A densidade é um parâmetro importante no que diz respeito às propriedades de flutuação da forma de dosagem gastroretentiva. A Tabela 3.1 apresenta os valores de densidade para todas as formulações. Idealmente, a densidade da forma de dosagem, para flutuar no conteúdo gástrico, deve ser inferior ou igual ao conteúdo gástrico ($\sim$1,004 g/cm^3).

Verificou-se que as formulações (F4-F14) tinham um aumento na densidade das formulações à medida que a concentração de polímero aumentava e o comportamento de flutuação não era alcançado. Isto deve-se ao facto de a matriz polimérica ser altamente densa e não ter uma estrutura interna porosa e de estas formulações não conterem NaHCO3[183] .

Além disso, F1-F3 (contendo 0,5% de NaHCO3); à medida que a quantidade de CaCl2 aumentou, a densidade das formulações aumentou de forma não significativa, uma vez que o CaCl2 formou uma zona de junção helicoidal dupla seguida da agregação dos segmentos helicoidais duplos para formar uma rede 3D por complexação, formando assim um gel rígido. Como resultado, o gás gerado é retido e protegido no interior do gel formado pela hidratação do polímero, diminuindo assim a densidade do gel abaixo da densidade dos fluidos gástricos, resultando num gel flutuante[136] .

As formulações (F15, F2 e F16) (contendo 0,25%, 0,5% e 1% de NaHCO3, respetivamente, e 1% de alginato de Na) e F17-F19 (contendo 0,2%, 0,4% e 0,6% de NaHCO3, respetivamente, e 0,5% de goma gelana) mostraram um efeito significativo (p<0,05) do NaHCO3 na densidade da formulação. A razão por detrás disto deve-se à formação de segmentos helicoidais duplos para formar uma rede 3D por complexação, formando-se assim um gel rígido. Como resultado, o gás gerado é retido e protegido dentro do gel formado pela hidratação do polímero, diminuindo assim a densidade do gel abaixo da densidade dos fluidos gástricos, resultando num gel flutuante.

As formulações (F21-F31 e F34-F35); mostraram um efeito não significativo dos diferentes polímeros (polímeros primários e secundários) e aditivos na densidade das formulações[188] .

À medida que a concentração de furosemida aumentava em F32 & F33 (contendo (0,8% p/v equivalente a 40mg/5ml e 1% p/v equivalente a 50mg/5ml), mostrou um aumento significativo (p<0,05) na densidade. A razão subjacente a este facto é que a solubilidade do fármaco nos sistemas de gel diminuiu. Por conseguinte, à medida que a carga de fármaco aumenta, a massa de fármaco insolúvel aumenta; assim, a densidade do gel aumenta. Por conseguinte, estas formulações não conseguiram flutuar. Foram efectuadas as mesmas observações com redes de polímeros bioadesivos contendo tetraciclina[180] .

3.2.6 Medição de pH

O pH de todas as formulações (F1-F35) foi medido com um medidor de pH. Os valores de pH variaram (6,9-10), como se mostra na Tabela 3.1, e estes valores revelam que todas as formulações fornecem um pH aceitável de acordo com a USP[112] .

O pH em (F1-F3) está no intervalo de (8,4-8,6) mostrando um efeito não significativo (p> 0,05) do aumento da concentração de CaCl2. Os resultados registados descrevem um pH elevado devido à presença de bicarbonato de sódio nas formulações, que podem ter um pH de 8,3, e também o CaCl2 anidro tem uma vasta gama de pH (4,5-9,2). Assim, pode ser considerado como uma segunda razão para o aumento do pH devido à sua propriedade higroscópica que pode absorver água, provocando um aumento do pH da solução.

O aumento das concentrações de alginato de Na e goma gelana em (F4-F9) mostra uma diminuição significativa do pH (p<0,05), o que pode ser devido à presença de uma grande quantidade de grupo carboxilato (COO⁻) na estrutura dos polímeros que confere propriedades ácidas à solução.

O aumento da concentração de vários graus de HPMC em (F10-F14) mostra um efeito não significativo (p>0,05) no pH, devido à natureza do HPMC como polímero não-iónico que tem um intervalo de pH de 5,0-8,0, sabendo que estas formulações não contêm NaHCO3.

Além disso, o bicarbonato de sódio teve um efeito significativo (p<0,05) no pH em (F15-F31). A razão subjacente a este facto deve-se à natureza alcalina do bicarbonato de sódio, pH 8,3, que pode aumentar o pH da solução.

O aumento da concentração de furosemida nas formulações (F32-F33) mostrou um efeito não significativo (p> 0,05). A razão deve-se à natureza alcalina do NaHCO3 que mantém a solução a um pH estável, independentemente do aumento da concentração de furosemida, que tem um grupo ácido carboxílico na sua estrutura[189] .

3.2.7 Uniformidade do teor de droga

A absorvância das soluções adequadamente diluídas foi medida e as formulações foram avaliadas quanto à distribuição uniforme da furosemida. Todas as leituras foram medidas em triplicado e a média da percentagem de fármaco foi determinada utilizando a curva de calibração padrão a 274,2 nm, tendo-se verificado que se situava no intervalo de 90-99,9%, como se mostra na Tabela 3.1, indicando que a furosemida estava uniformemente distribuída em todas as formulações.

3.3 Estudo de libertação de fármacos in vitro

As formulações preparadas foram submetidas a um estudo de dissolução in vitro em HCl 0,1N, para estudar o efeito de diferentes variáveis na percentagem de libertação do fármaco.

3.3.1 Estudar o efeito das variáveis no perfil de libertação

3.3.1.1 Efeito de diferentes concentrações de agente de reticulação iónica

Os perfis de libertação e o efeito da quantidade de CaCl2 (como agente de reticulação iónica) nas formulações de furosemida foram apresentados na Figura 3.12. Os resultados mostram que o aumento da concentração de CaCl2 de 0,075% (F1), 0,1% (F2) e 0,15% (F3) tem um efeito significativo ($p < 0,05$) no retardamento da taxa de libertação. Isto está relacionado com o aumento do número de iões Ca^{2+} , que aumentam as ligações cruzadas com as cadeias poliméricas, contribuindo assim para o aumento da densidade da matriz polimérica e consequente aumento do percurso difusional. Este resultado é consistente com o sistema de gelificação in situ de meloxicam baseado em alginato de sódio[190] .

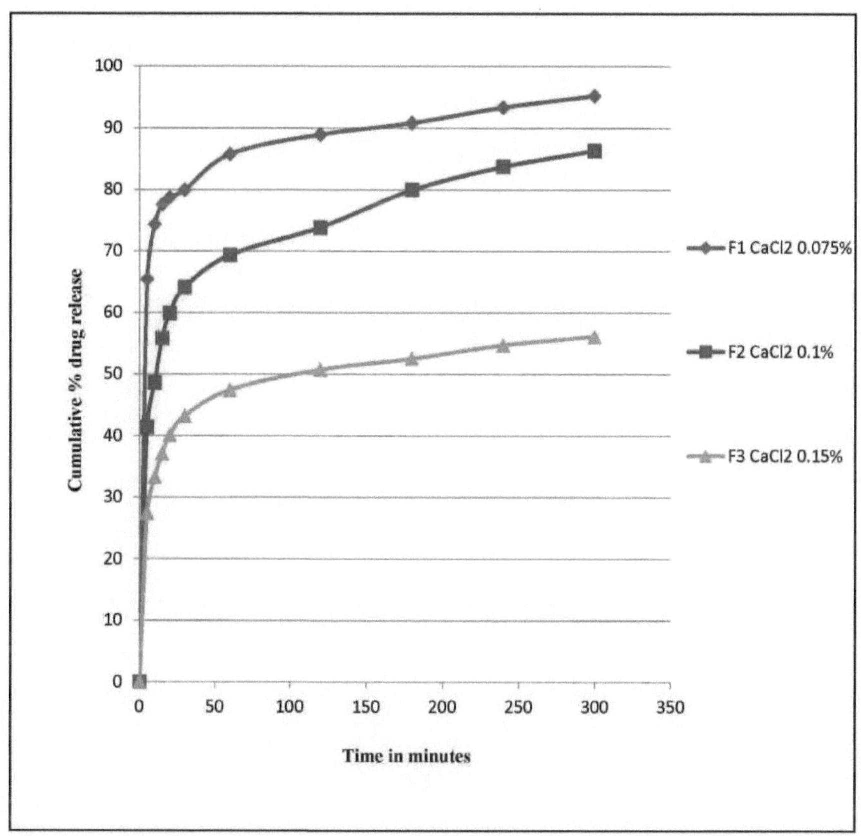

Figura 3.12: O efeito da adição de diferentes concentrações de CaCl2 no perfil de libertação da furosemida em HCl 0,1N, a 37º C.

3.3.1.2 Efeito dos tipos e concentrações de polímeros

O efeito do alginato de Na e da goma gelana em F4-F9 e as suas concentrações na libertação in vitro do fármaco a partir de géis flutuantes in situ é apresentado na Figura 3.13. Foi observada uma diminuição significativa ($p<0,05$) da libertação do fármaco com o aumento da concentração do polímero.

A libertação do fármaco destes géis (F4-F6) foi caracterizada por uma fase inicial de elevada libertação (efeito de explosão) devido à penetração de água na matriz de gel insitu flutuante e, em seguida, libertação do fármaco por difusão e dissolução. No entanto, à medida que a gelificação prossegue, o fármaco restante é libertado a um

89

ritmo mais lento. Este padrão bifásico de libertação é uma caraterística da cinética de difusão da matriz. O efeito de explosão inicial foi consideravelmente reduzido com o aumento da concentração de polímero devido ao aumento da densidade da matriz de polímero e, por conseguinte, a um aumento do comprimento do caminho de difusão através do qual as moléculas de fármaco têm de atravessar; além disso, um maior inchaço do alginato de Na levou a um aumento do caminho de difusão.

A razão para a libertação retardada do fármaco dos géis de goma gelana (F7-F9) pode ser explicada pelo facto de a gelificação e a agregação da goma gelana ocorrerem através da ligação química entre o cálcio e os grupos carboxílicos nas cadeias de goma. O cálcio, sendo um eletrófilo duro, interage electrostaticamente com o grupo carboxilato da goma gelana. À medida que a concentração de goma gelana aumenta, mais cadeias laterais do grupo carboxilato estariam disponíveis para a formação de uma rede mais forte de goma-cálcio. Os mesmos resultados foram observados no gel flutuante in-situ de moxifloxacina HCl e em pérolas flutuantes de goma gelana carregadas com rifabutina[191, 192] .

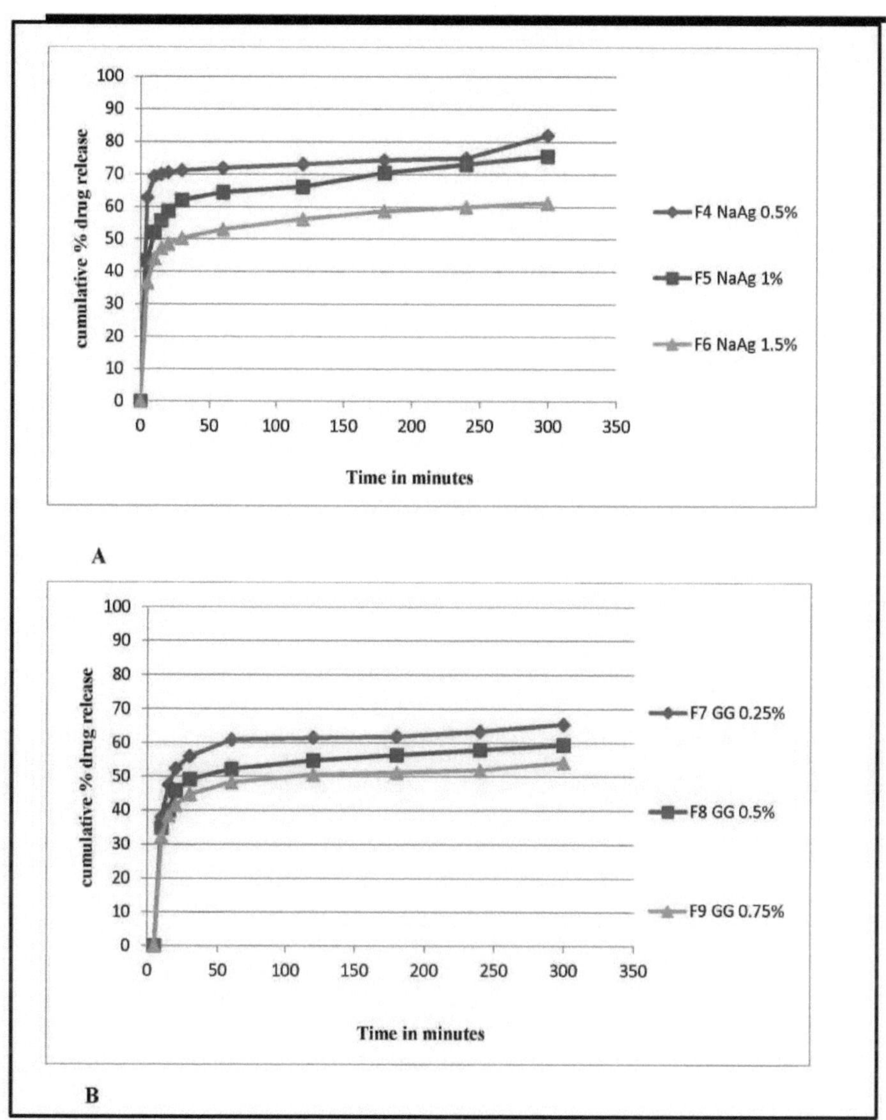

Figure 3.13:   **O efeito da adição de diferentes concentrações de alginato de Na (A) e goma gelana (B) no perfil de libertação da furosemida em HCl 0,1N, a 37º C.**

3.3.1.3 Efeito de diferentes concentrações de agente formador de gás

O efeito de diferentes concentrações de $NaHCO_3$ em (F2, F15 e F16) carregadas com alginato de sódio mostra um efeito significativo ($p < 0,05$) no perfil de libertação das formulações de furosemida. Verificou-se que, na presença de uma pequena quantidade de agente formador de gás, como em F15, a libertação do fármaco da formulação foi mais lenta. Esta diminuição da libertação deve-se ao facto de a estrutura interna altamente densa do gel preparado com uma pequena quantidade de agente formador de gás reter o fármaco de forma mais eficaz. Verificou-se que a taxa de libertação do fármaco aumentava com o aumento das proporções ponderais de NaHCO3, como se mostra na Figura 3.14. Este é um resultado direto do aumento da porosidade dos géis contendo bicarbonato de sódio. Esta observação é confirmada no estudo do efeito dos agentes efervescentes na formulação de pérolas flutuantes de alginato de sódio carregadas com famotidina[193] .

Enquanto as concentrações crescentes de NaHCO3 em (F17-F19) carregadas com goma gelana mostraram um efeito não significativo (p> 0,05) no perfil de libertação da furosemida. A razão subjacente a este facto deve-se à quantidade fixa de goma gelana nas formulações que formam uma rede de cadeias poliméricas altamente reticuladas que aprisionam o CO_2 na matriz do gel, contribuindo para uma estrutura de porosidade constante e altamente densa, resultando num comprimento do percurso difusional constante e numa libertação constante do fármaco[194] .

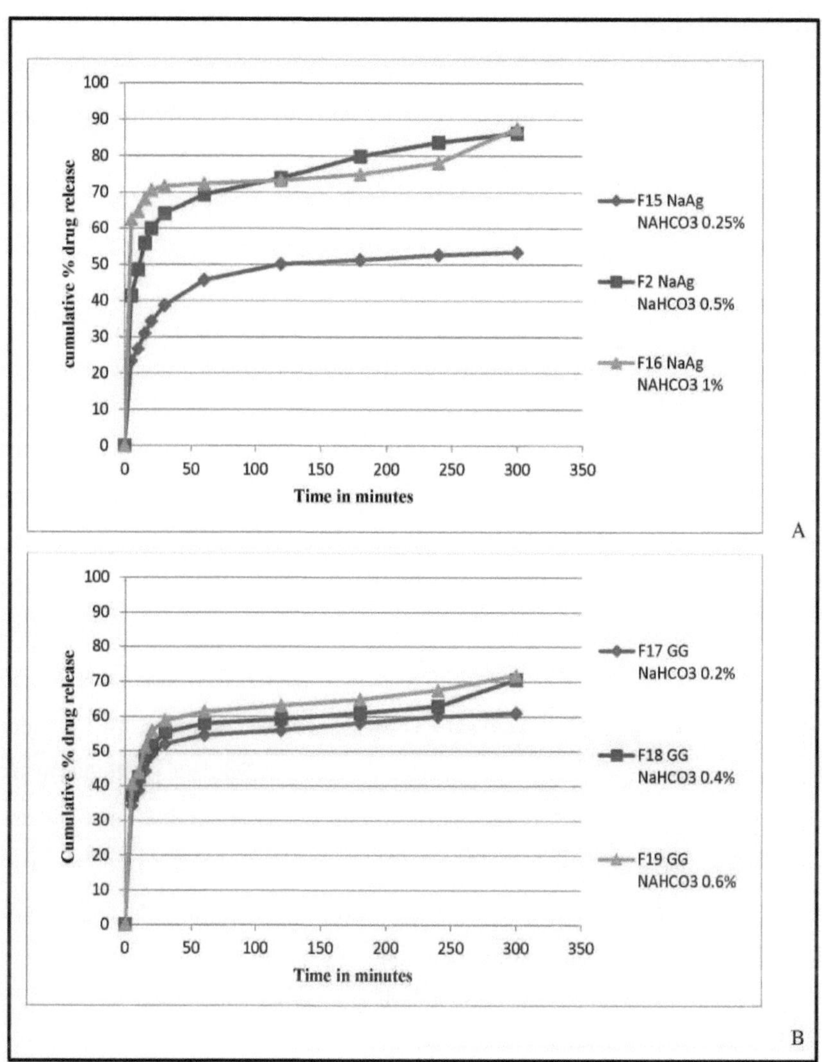

Figure 3.14:   O efeito da adição de diferentes concentrações de NaHCO3 no perfil de libertação da furosemida em HCl 0,1N, a 37° C, (A) utilizando alginato de Na como polímero primário e (B) utilizando goma gelana como polímero primário

3.3.1.4 Efeito da combinação de polímeros com ou sem agente gerador de gás

A combinação de vários graus de HPMC (HPMC K100M e HPMC K4M) como polímeros secundários com alginato de Na como polímero primário na ausência de

NaHCO3 em (F10- F14) resultou numa diminuição significativa (p<0,05) no perfil de libertação da furosemida à medida que a concentração de HPMC foi aumentada, como se mostra na Figura 3.15. Este resultado pode ser descrito como a formação de uma estrutura de gel espessa que aumentou o comprimento do caminho de difusão do fármaco e, por conseguinte, atrasou a libertação do fármaco da matriz de gel. A força da camada de gel aumentou à medida que a proporção de polímero foi aumentada. Os resultados estão de acordo com os relatados para o comprimido flutuante gastroretentivo de nizatidina[195] .

A combinação de vários graus de HPMC (HPMC K100M, HPMC K4M e HPMC 5 cp) como polímeros secundários com alginato de Na como polímero primário na presença de NaHCO3 (F26- F31) tem um efeito significativo (p<0,05) na libertação do fármaco, como se mostra na Figura 3.16. Verificou-se que a libertação da matriz depende em grande medida do inchaço do polímero, da difusão do fármaco e da erosão da matriz. A percentagem de libertação de fármaco das formulações varia entre 87,6 e 99,8 %. O polímero de alta viscosidade (F27 K100M 0,8% e F30 K4M 1,5%) induz a formação de uma forte camada de gel viscoso; para além disso, a presença de um agente formador de gás que fica preso e protegido no interior do gel formado pela hidratação do polímero diminuiu a densidade do gel, que se tornou flutuante. Assim, os resultados mostraram um abrandamento na taxa de difusão da água na matriz do gel devido à estrutura de inchaço efectuada pelo NaHCO3, que pode afetar a libertação do fármaco através do aumento do comprimento do percurso difusional. As mesmas observações foram registadas no comprimido flutuante oral de cefalexina[188] .

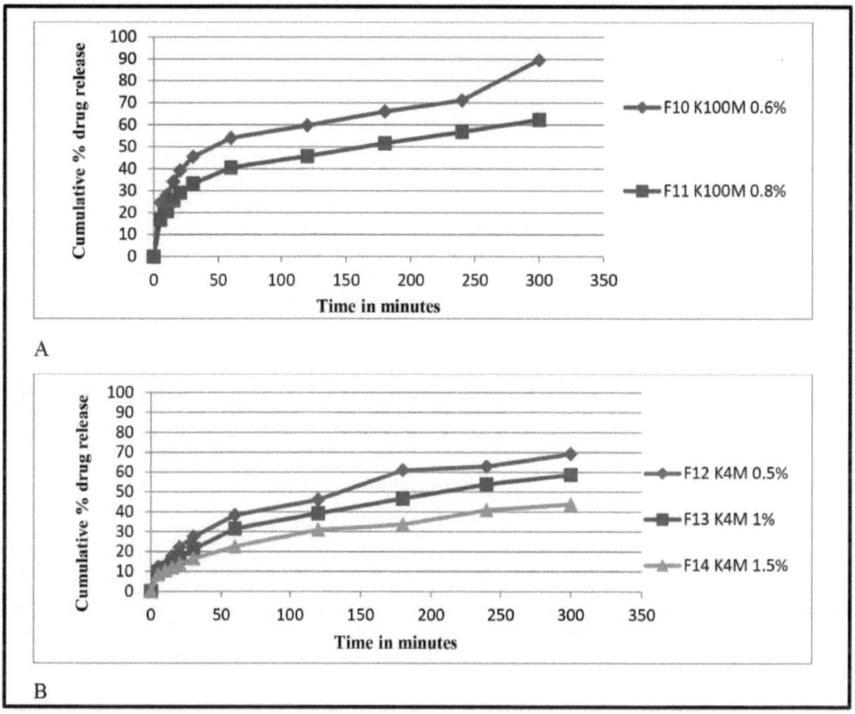

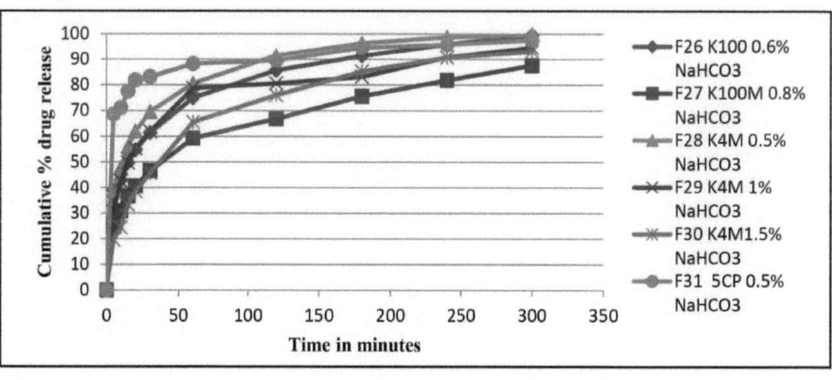

Figura 3.15: O efeito da adição de diferentes concentrações de HPMC K100M (A) e K4M (B) na ausência de NaHCO3 no perfil de libertação da furosemida em HCl 0,1N, a 37o C.

Figura 3.16: O efeito da adição de diferentes concentrações de HPMC de vários graus na presença de NaHCO3 no perfil de libertação da furosemida em HCl 0,1N, a 37o C.

As formulações preparadas (F20- F25) foram seleccionadas para ilustrar o efeito da combinação de iota carragenina como polímero secundário com alginato de Na e goma gelana como polímeros primários na presença de NaHCO3 no perfil de libertação da furosemida. Os resultados mostraram uma diminuição significativa ($p<0,05$) na libertação do fármaco, como se mostra na Figura 3.17. Os resultados indicam uma capacidade apreciável dos géis de carragenina iota para manter a libertação do fármaco devido ao aumento da sua concentração, o que se correlaciona com a sua capacidade de humidificação nas suas matrizes, pelo que as matrizes de gel incham a baixo grau e resistem à erosão nas condições ácidas do estômago, mantendo constante o comprimento do percurso de difusão, formando matrizes altamente reticuladas com uma porosidade mínima, o que está de acordo com as observações do estudo dos géis de carragenina para a libertação oral sustentada de acetaminofeno[196, 164].

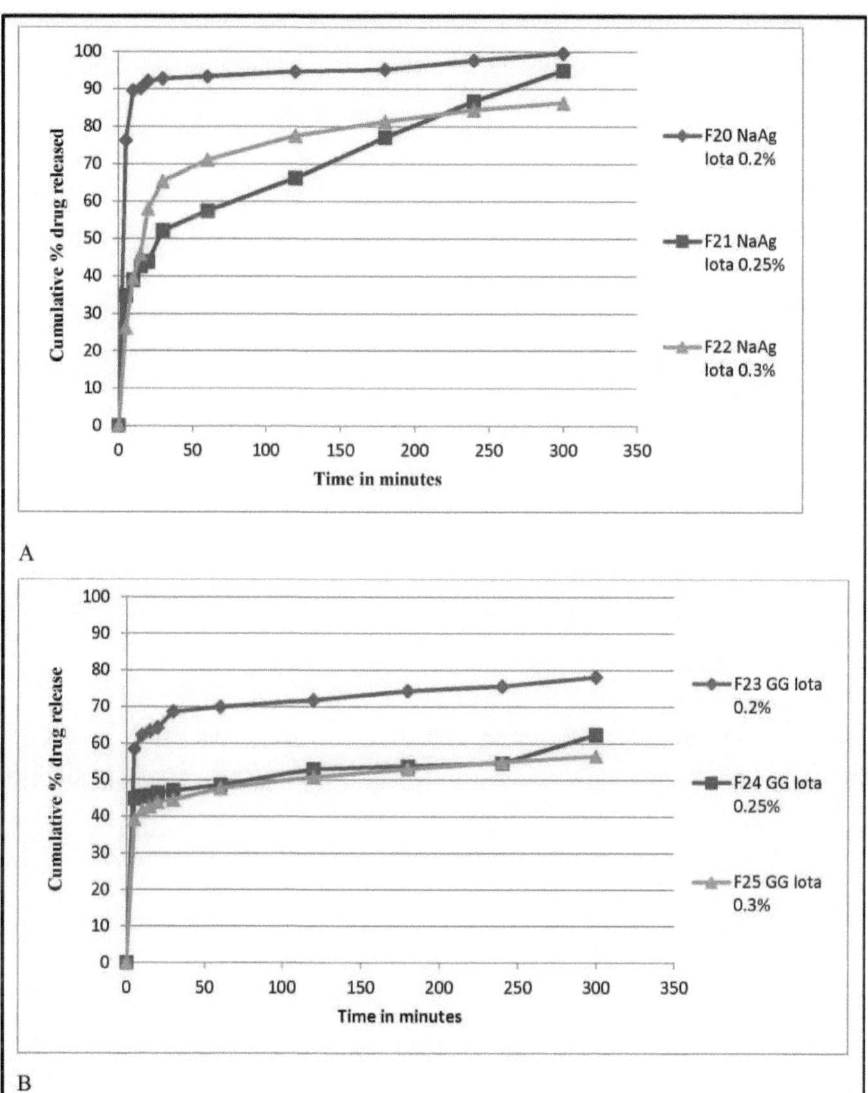

Figure 3.17: O efeito da adição de diferentes concentrações de carragenina Iota utilizando alginato de Na (A) e goma gelana (B) como polímeros primários no perfil de libertação da furosemida em HCl 0,1N, a 37° C.

3.17.1.5 Efeito de diferentes concentrações de fármaco

O aumento da concentração de furosemida (F21, F32, F33) levou a uma diminuição significativa ($p < 0{,}05$) da libertação do fármaco, como se mostra na Figura 3.18. A maior carga do fármaco deu origem a uma matriz de gel mais contraída, o que, por sua vez, resultou num maior tempo de retardamento da libertação do fármaco das formulações. Isto pode ser atribuído a um gel de carragenina-alginato mais condensado formado na presença de mais moléculas de fármaco que interagem como aditivo de reforço, provavelmente a ligação de hidrogénio entre o polímero e o fármaco melhora a resistência morfológica, os mesmos resultados observados em pérolas de hidrogel natural para libertação controlada de betametasona[197] .

3.17.1.6 Efeito de diferentes concentrações de agente adoçante (agente mascarador de sabor)

As formulações (F21, F34 e F35) ilustram o efeito de diferentes concentrações de frutose no perfil de libertação da furosemida em comparação com a F21, que não contém frutose. Um aumento na concentração de frutose mostrou um efeito não significativo (p> 0,05) no retardamento do perfil de libertação da furosemida, conforme ilustrado na Figura 3.19. Estes resultados indicam que a incorporação de frutose aumenta a viscosidade da matriz do gel, reduzindo assim a penetração de água. Além disso, a frutose actua como um humectante para reter a água na matriz de gel pré-hidratada, aumentando assim a duração da libertação do fármaco das formulações. Este facto está de acordo com a formulação de gelificação rápida in situ de cetorolac trometamina[181] .

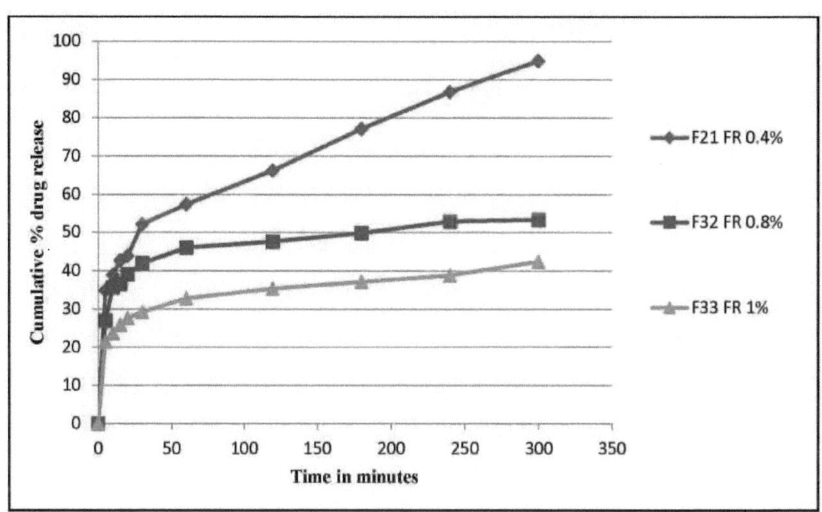

Figure 3.18: O Efeito da Adição de Diferentes Concentrações de Fármaco no Perfil de Libertação da Furosemida em HCl 0,1N, a 37º C.

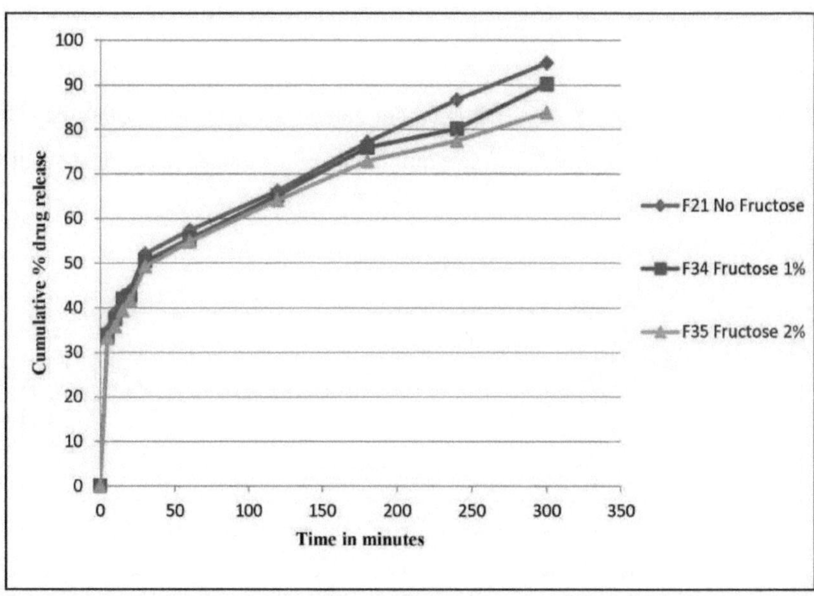

Figure 3.19: O Efeito da Adição de Diferentes Concentrações de Frutose no Perfil de Libertação da Furosemida em HCl 0,1N, a 37º C.

3.3.2 Modelação matemática cinética do perfil de libertação do fármaco

Os dados de libertação in vitro foram ajustados a vários modelos matemáticos, como os modelos de ordem zero, primeira ordem, Higuchi e Korsemeyer-Peppas, a fim de compreender o mecanismo de libertação do fármaco e a taxa de libertação das formas de dosagem.

A Tabela 3.3 ilustra a correlação dos dados de dissolução com diferentes modelos de cinética de libertação, onde se observou o melhor ajuste ao modelo de ordem de Higuchi para a maioria das formulações, indicado pelo valor de regressão mais elevado (R^2). Este resultado indica que a maioria das formulações apresenta um mecanismo de difusão na libertação do fármaco, acompanhado de um valor de regressão aceitável para a ordem zero. O modelo cinético que melhor se ajustou à ordem zero e à equação de difusão de Higuchi foi o mais adequado para a formulação de libertação controlada.

Para o modelo de Korsmyer-Pappas, o valor do expoente de libertação (n) define o mecanismo de libertação, sendo o valor de n de todas as formulações inferior a 0,5. Por conseguinte, pode concluir-se que a libertação do fármaco ocorreu através da libertação por difusão Fickian; este modelo matemático, também conhecido como Lei da Potência, a partir do qual a taxa de difusão é muito inferior à dos modos de relaxamento do sistema polímero-penetrante[146] .

Tabela 3.3: Análise cinética das formulações de furosemida

Fórmula Não.	Ordem zero		Primeira ordem		Encomenda Higuchi		Koresmeyer-peppas		
	$Ko(mg\ h)^{-1}$	R^2	$K_1(h)^{-1}$	R^2	$KH(h)^{-1/2}$	R^2	n	$K\kappa p(h)^{-n}$	R^2
F1	0.0772	0.7703	0.0025	0.9434	1.6155	0.8851	0.0802	1.783	0.9596
F2	0.1262	0.8074	0.0019	0.9351	2.6207	0.9143	0.1655	1.5353	0.9646
F3	0.0781	0.7058	0.0006	0.8057	1.6499	0.8785	0.1604	1.369	0.9508
F4	0.0395	0.754	0.0007	0.788	0.7839	0.7789	0.0425	1.7853	0.8062
F5	0.0812	0.7593	0.001	0.8566	1.6928	0.8661	0.1146	1.5971	0.9324
F6	0.0629	0.7498	0.0006	0.8106	1.3211	0.8683	0.1081	1.5274	0.9395
F7	0.0614	0.5309	0.0006	0.6044	1.3459	0.6697	0.1094	1.5707	0.7987
F8	0.0638	0.6321	0.0006	0.6709	1.3787	0.7738	0.1203	1.5021	0.8866
F9	0.0557	0.6331	0.0005	0.6836	1.1978	0.7694	0.1137	1.4758	0.8817

Fórmula Não.	Ordem zero		Primeira ordem		Encomenda Higuchi		Koresmeyer-peppas		
	$K_0(mg\ h)^{-1}$	R^2	$K_1(h)^{-1}$	R^2	$KH(h-\%)$	R^2	n	$K_{кp}(h)^{-1/3}$	R^2
F10	0.1845	0.9096	0.0023	0.8962	3.6918	0.9558	0.2908	1.1921	0.9755
F11	0.1358	0.8976	0.0011	0.95	2.8114	0.9727	0.3081	1.0338	0.9859
F12	0.1943	0.9217	0.0015	0.9691	3.9215	0.9847	0.4548	0.7336	0.9828
F13	0.1661	0.9481	0.0011	0.9775	3.3313	0.9937	0.4653	0.6248	0.9912
F14	0.1189	0.9511	0.0007	0.9715	2.3749	0.9952	0.4133	0.6142	0.9954
F15	0.091	0.736	0.0007	0.7781	1.937	0.876	0.207	1.2488	0.9563
F16	0.0606	0.8391	0.0011	0.8214	1.186	0.8424	0.0616	1.7551	0.8473
F17	0.0689	0.6501	0.0006	0.7123	0.0132	0.7279	0.1291	1.4837	0.8932
F18	0.0799	0.7377	0.0008	0.8098	0.0135	0.7785	0.1285	1.5169	0.9077
F19	0.0795	0.7097	0.0009	0.796	0.0129	0.7667	0.1238	1.55	0.9056
F20	0.0426	0.5099	0.004	0.827	0.9088	0.6088	0.0436	1.8907	0.7196
F21	0.1923	**0.9643**	0.0033	**0.9548**	3.8084	**0.9924**	0.2418	1.3483	**0.9826**
F22	0.1583	0.6767	0.0022	0.8551	3.3961	0.8173	0.2551	1.3528	0.8764
F23	0.0548	0.8326	0.0008	0.8898	1.1294	0.9273	0.0654	1.7262	0.9795
F24	0.0512	0.9478	0.0005	0.9332	0.9867	0.9223	0.0693	1.5826	0.8484
F25	0.0536	0.9168	0.0005	0.9387	1.0852	0.9852	0.0877	1.527	0.9918
F26	0.196	0.8481	0.0062	0.9361	4.0563	0.9528	0.2409	1.4188	0.9886
F27	0.1958	0.8943	0.0025	0.9831	3.9928	0.9755	0.3003	1.2074	0.9932
F28	0.1838	0.7673	0.0076	0.9853	3.8857	0.8996	0.2285	1.4696	0.9632
F29	0.1773	0.758	0.0033	0.9367	3.7323	0.8819	0.2501	1.3845	0.9365

Quadro 3.3: a continuar

Fórmula Não.	Ordem zero		Primeira ordem		Encomenda Higuchi		Koresmeyer-peppas		
	$K_0(mg\ h)^{-1}$	R^2	$K_1(h)^{-1}$	R^2	$KH(h-\%)$	R^2	n	$K_{кp}(h)^{-1/3}$	R^2
F30	0.2417	0.8429	0.0036	0.9806	5.0082	0.9495	0.3922	1.0478	0.9741
F31	0.083	0.7661	0.0035	0.9587	1.7338	08225	0.0842	1.7856	0.9587
F32	0.0685	0.7446	0.0005	0.7982	1.4417	0.8652	0.1441	1.385	0.9282
F33	0.0606	0.8788	0.0004	0.9027	1.2353	0.9598	0.1563	1.2278	0.991
F34	0.1783	0.9522	0.0025	0.9751	3.5531	0.9923	0.2366	1.3421	0.9873
F35	0.1651	0.9328	0.002	0.9879	3.3212	0.9907	0.2329	1.3333	0.9905

3.4 Seleção da fórmula ideal

A fórmula (F21) foi selecionada como fórmula óptima, uma vez que apresenta um bom perfil de libertação (94,6%) após 5 horas, uma força de gel suficiente (10,96 N/m^2) para permanecer no estômago durante um período de tempo suficiente, paralelo ao tempo necessário para o estudo de dissolução. Para além do valor de pH (7,7), que se encontra dentro do intervalo de pH da solução de furosemida, tal como referido na USP, pelo que não se espera qualquer irritação com esta formulação, para além das propriedades aceitáveis, como o tempo de retardamento da flutuação (35 segundos), a duração da flutuação (24 horas), o tempo de gelificação (2 segundos), a densidade (0,8 g/cm^3) e o índice de inchaço (19,7%). Consequentemente, esta fórmula foi sujeita a um estudo mais aprofundado como o teste in-vivo e o prazo de validade.

A Figura 3.20 mostra um estudo reológico comparativo que foi efectuado para diferenciar a reologia do Fudesix ® (solução comercial de furosemida) em comparação com a fórmula óptima (F21). O resultado indicou que o Fudesix® segue um comportamento newtoniano, pelo que a tensão de corte não afecta a viscosidade da solução. Enquanto (F21) segue um comportamento não newtoniano ou de diluição por cisalhamento, uma vez que a viscosidade se altera com o aumento da tensão de cisalhamento. Isto deve-se à forte reticulação da iota carragenina, que resulta numa rede polimérica de reticulação elástica forte. Assim, a viscosidade da F21 ajuda a facilitar a deglutição da solução[176, 177] .

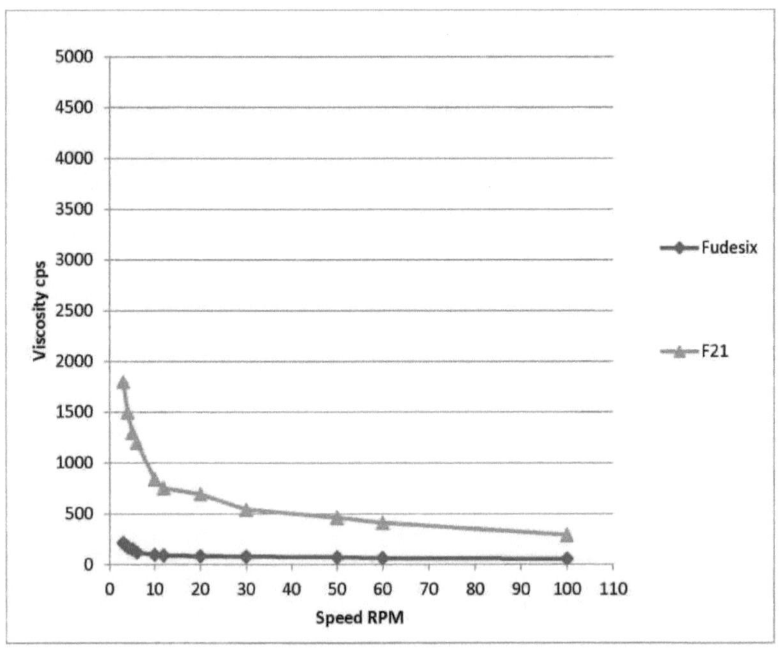

Figura 3.20: Viscosidades comparativas do Fudesix ® e da fórmula óptima (F21)

3.5 Teste In-Vivo para a Fórmula Óptima

As Tabelas (3.4-3.7) e as Figuras (3.21-3.23) mostraram que a fórmula selecionada (F21) tem uma taxa de excreção mais baixa (volume de urina e concentrações de electrólitos) durante a primeira hora em comparação com o Fudesix; isto pode estar relacionado com o início de ação mais rápido da furosemida a partir da solução convencional. Após 5 e 24 horas, as taxas de excreção do fármaco da fórmula selecionada foram significativamente mais elevadas do que as da solução convencional (Fudesix). Isto indica que o modo de libertação lenta, contínua e prolongada do fármaco a partir da preparação de gel in-situ melhora a absorção do fármaco a partir da região do estômago e, consequentemente, aumenta a sua ação farmacodinâmica e minimiza a contra-atividade do organismo após a administração devido à ativação tardia dos mecanismos compensatórios (desenvolvimento de tolerância)[198,199].

Além disso, os resultados mostraram um aumento dependente da dose no índice diurético e no índice salurético do fármaco a partir da fórmula óptima, que é significativamente ($p < 0,05$) superior ao do controlo, o que indica que o mecanismo de absorção é principalmente por difusão e está de acordo com o estudo de libertação in vitro e com a modelação matemática cinética proposta[200, 155].

Tabela 3.4: Efeito da administração oral única de furosemida no volume de urina e na excreção de electrólitos

Tratamento Número do grupo	Dose (mg/kg)	Volume de urina (ml/24hr)	Índice diurético [a]	Na^+ (Mmol/l/24hr)	K^+ (Mmol/l/24hr)	Índice salurético [b] Na^+	K^+
Controlo I	-	9	-	3.17	2.55	-	-
Controlo II	-	11.5	-	3.76	2.91	-	-
Controlo III	-	15	-	5.3	4.78	-	-
Controlo IV	-	10	-	2.93	2.63	-	-
Fudesix ® I	10	10.5	1.17	3.30	2.85	1.04	1.12
Fudesix ®II	25	12.5	1.08	4.01	3.60	1.07	1.24

Fudesix ® III	50	23	1.53	6.92	5.70	1.31	1.19
Fudesix ® IV	100	39	3.90	11.73	9.80	4.00	3.73
Optimum F21-I	10	21	2.33	6.48	5.52	2.04	2.16
Optimum F21-II	25	35	3.04	10.63	8.75	2.83	3.01
Optimum F21-III	50	73	4.86	22.81	18.25	4.30	3.82
Optimum F21-IV	100	100	10.0	30.38	25.1	10.34	9.54

[a] Índice diurético (volume do grupo tratado/volume do grupo de controlo)

[b] Índice salurético (Mmol/l grupo tratado/ Mmol/l grupo de controlo)

Tabela 3.5: Excreção de electrólitos para soluções de furosemida

Tempo / Dose (mg/kg)	Excreção de electrólitos											
	Fórmula óptima (F21)						Fudesix ®					
	Na^+ (Mmol/l)			K+ (Mmol/l)			Na^+ (Mmol/l)			K+ (Mmol/l)		
	1 hora	5 horas	24 horas	1 hora	5 horas	24 horas	1 hora	5 horas	24 horas	1 hora	5 horas	24 horas
10	0.19	1.18	6.48	0.14	1.38	5.52	0.26	0.79	3.3	0.28	0.57	2.85
25	0.21	2.13	10.63	0.18	1.75	8.75	0.43	0.84	4.01	0.44	0.72	3.6
50	0.35	4.15	22.81	0.29	3.32	18.25	0.75	1.73	6.92	0.74	1.43	5.7
100	0.48	6.75	30.38	0.49	5.58	25.1	1.69	2.61	11.73	1.01	2.45	9.8

Tabela 3.6: Excreção de electrólitos para o controlo

Tempo / Grupo NO	Excreção de electrólitos (controlo)					
	Na^+ (Mmol/l)			K+ (Mmol/l)		
	1 hora	5 horas	24 horas	1 hora	5 horas	24 horas
1	0.14	0.66	3.17	0.13	0.51	2.55
2	0.17	0.73	3.76	0.11	0.53	2.91
3	0.27	1.06	5.3	0.24	1.01	4.78
4	0.12	0.53	2.93	0.15	0.66	2.63

Tabela 3.7: Volume acumulado de urina para as soluções de controlo e de furosemida

Dose (mg/kg) / Tempo	Volume acumulado de urina (ml)											
	F21				Fudesix ®				Controlo			
	10	25	50	100	10	25	50	100	1	2	3	4
1	1.3	2.9	8.5	16.5	1.9	4	9.5	22	0.6	0.5	0.9	0.4
5	6.1	13.5	27.3	37.5	3.2	6.5	14	26.5	2.1	2.8	4	1.9
24	21	35	73	100	10.5	12.5	23	39	9	11.5	15	10

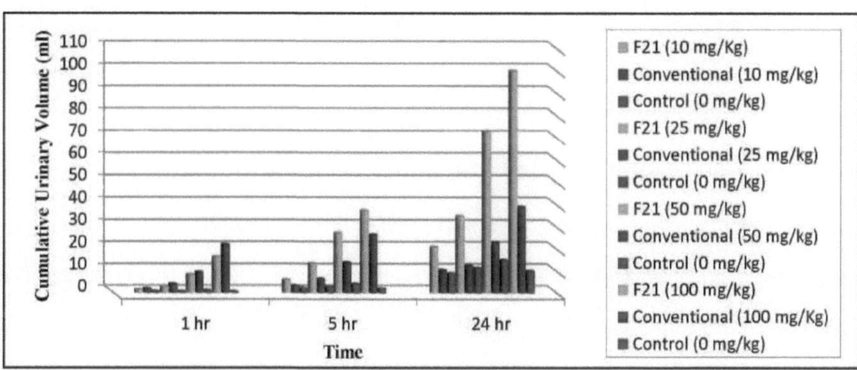

Figura 3.21: Curso temporal da excreção de volume urinário em ratos como uma comparação entre as fórmulas F21, solução convencional e controlo

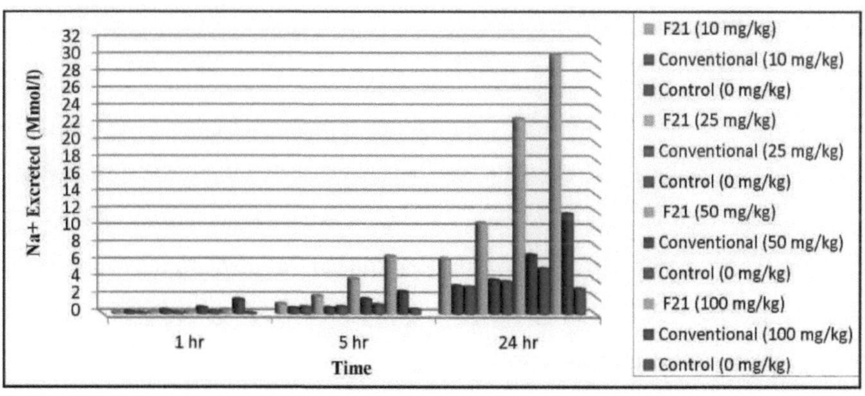

Figura 3.22: Concentrações de excreção de Na⁺ em ratos como uma comparação entre as fórmulas F21, solução convencional e controlo

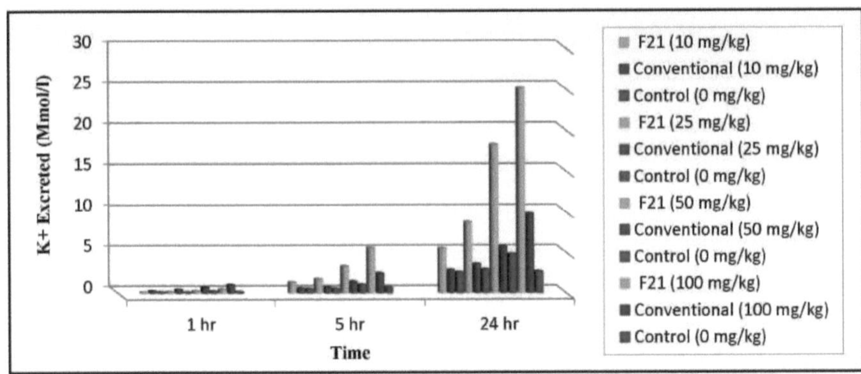

Figura 3.23: Concentrações de excreção de K^+ em ratos como uma comparação entre as fórmulas F21, solução convencional e controlo

3.6 Estudos de compatibilidade fármaco-excipiente

Os espectros FTIR do pó puro de furosemida Figura 3.24 revelaram bandas de absorção características a 3399, 3351, 3284, 1674, 1595, 1566, 1325, 1260, 1150, 578 cm^{-1} que representam os seguintes grupos: vibração de estiramento da amina primária SO2NH2, vibração de estiramento de Ar-NHCH2, vibração de estiramento assimétrico do grupo carboxilo, vibração de estiramento C=C, vibração de estiramento assimétrico do grupo sulfonilo, interação da vibração de estiramento C-O com a flexão O-H no plano e vibração de estiramento C-Cl[201,202] .

Os resultados da Tabela 3.8 mostraram que estas bandas não se alteraram significativamente nos espectros de FT-IR da fórmula selecionada triturada de furosemida com excipientes, exceto o desaparecimento da vibração de estiramento assimétrico C=O de COOH perto de 1700 cm^{-1} e o aparecimento da vibração de estiramento COO$^-$ a 1599 cm^{-1} devido à presença do ião Na$^+$ do benzoato de Na, como se mostra na Figura 3.25, sugerindo assim que não ocorreu qualquer interação do fármaco com os excipientes adicionados.

Tabela 3.8: Bandas de absorção características da furosemida

Grupo de características	Padrão[201,202] cm^{-1}	Furosemida pura cm^{-1}	Furosemida - Excipientes

			poliméricos cm^{-1}
SO2NH2	3398 e 3350	3399 e 3351	3398 e 3360
Ar-NHCH2	3260	3284	3384
C=O	1678	1674	-
COO$^-$	1593	1595	1599
C=C	1560	1566	1566
S=O	1318 e 1153	1325 e 1150	1310 e 1150
C-O	1260	1260	1278
C-Cl	578	582	582

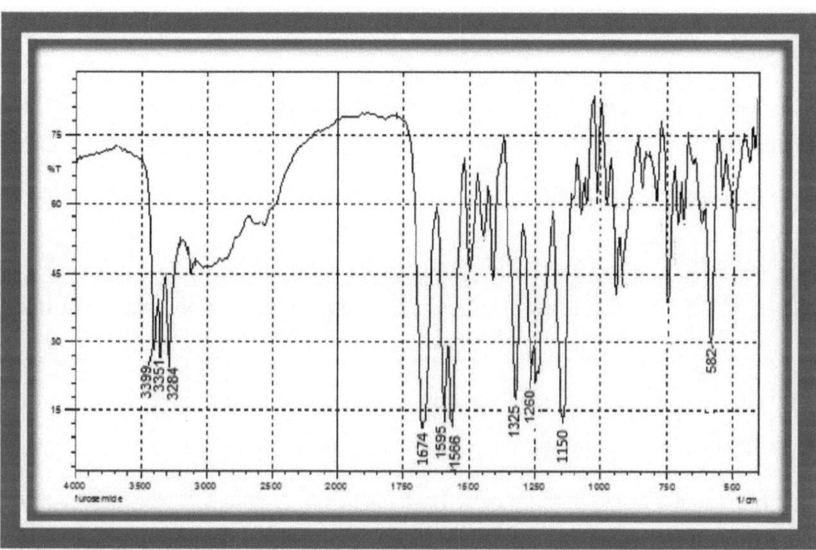

Figura 3.24: Espectroscopia de infravermelhos com transformada de Fourier (FT-IR) do pó puro de furosemida

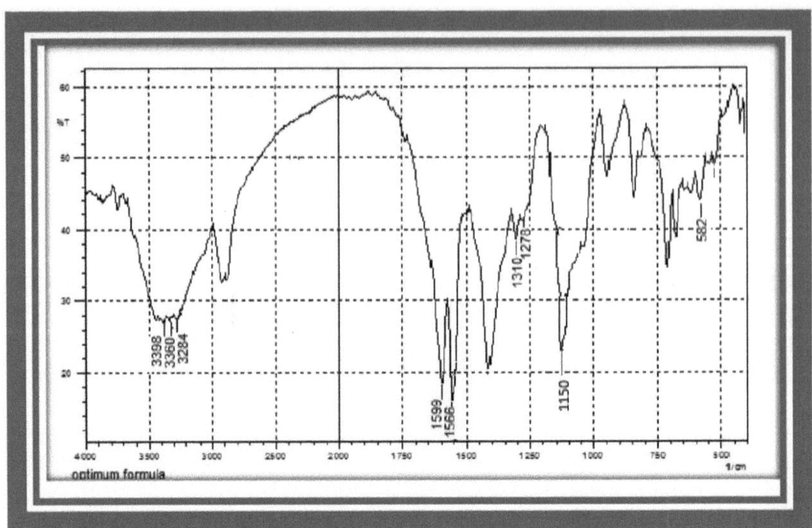

Figura 3.25: Espectroscopia de infravermelhos com transformada de Fourier (FT-IR) da fórmula óptima (F21)

3.7 Estudo de estabilidade

A estabilidade física da fórmula selecionada (F21) foi acompanhada de 2 em 2 semanas (durante 12 semanas a 25° C) através da medição do pH, do tempo de retardamento da flutuação e da duração da flutuação, da viscosidade e do teor de fármaco, como se mostra na Tabela 3.9, e verificou-se que estas propriedades não se alteraram significativamente durante o período de armazenamento.

Tabela 3.9: Propriedades físicas da fórmula selecionada de furosemida (F21) antes e depois do armazenamento a 25° C

Parâmetro de avaliação	Período de tempo da amostra (semana)						
	Inicial	2	4	6	8	10	12
PH	7.5	7.5	7.5	7.45	7.45	7.4	7.4
Tempo de desfasamento de flutuação (Seg)	35	35	35	32	32	31	31
Duração da	24	24	24	24	24	24	24

flutuação (hr)							
Viscosidade (cp) a 100 rpm	290	290	290	291	291	293	293
Conteúdo do medicamento (%)	99.9	99.7	99.5	99.3	99.1	98.9	98.7

A estabilidade acelerada da fórmula selecionada (21) foi estudada a três temperaturas diferentes (40, 50 e 60° C) durante 3 meses. Verificou-se que o perfil de degradação segue uma cinética de primeira ordem, uma vez que se obteve uma linha reta quando se traçou o logaritmo da percentagem remanescente em função do tempo, como se mostra na Figura 3.26. As constantes da taxa de degradação (K) foram calculadas a partir dos declives das rectas e apresentadas na Tabela 3.10.

Para determinar o prazo de validade ($t_{10\%}$), foi construído um gráfico de Arrhenius para prever a constante da taxa de degradação a 25° C (K_{25}), como se mostra na Figura 3.27. O prazo de validade pode ser calculado utilizando a seguinte equação, uma vez que a degradação do fármaco segue uma cinética de primeira ordem[6] :

$$t_{10\%} = 0.105 / K_{25} \text{ ---------- (5)}$$

Onde ($t_{10\%}$) é o tempo necessário para que um medicamento perca 10% da sua potência e verificou-se que era de cerca de 2,9 anos ou 138,4 semanas, uma vez que K_{25} era igual a $7,58 \times 10^{-4}$ semana^{-1} .

Tabela 3.10: Constantes da taxa de degradação (K) da fórmula selecionada de furosemida (F21) a diferentes temperaturas

Temperatura (° C)	K (semana^{-1})
40	$1,4 \times 10^{-3}$
50	$2,1 \times 10^{-3}$
60	$2,9 \times 10^{-3}$

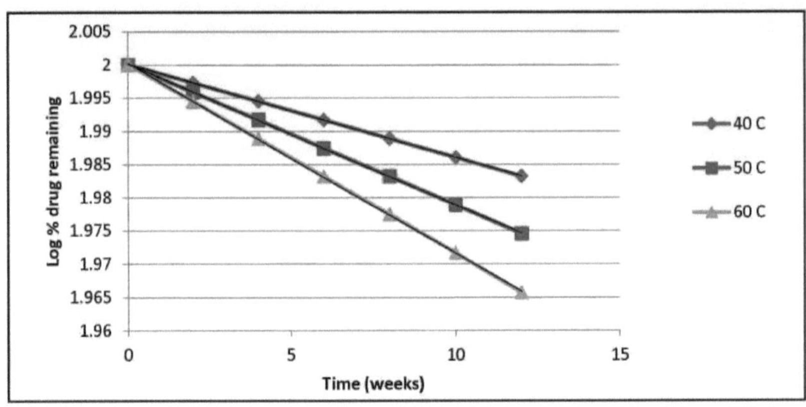

Figura 3.26: Degradação acelerada da furosemida na fórmula selecionada (F21) a 40, 50 e 60° C

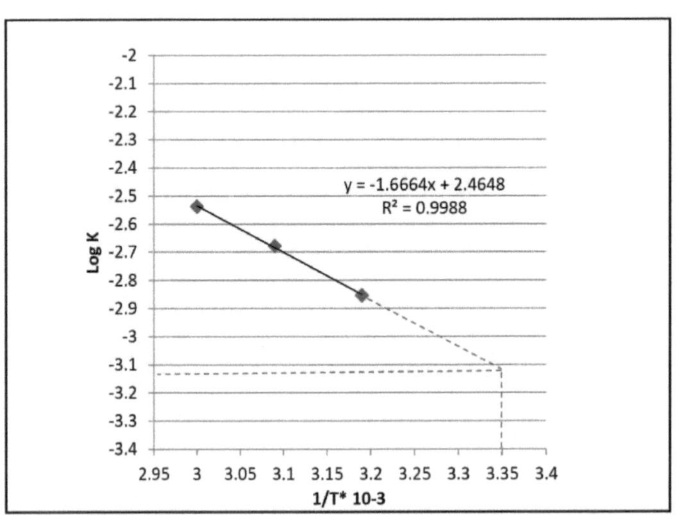

Figura 3.27: Gráfico de Arrhenius da furosemida na fórmula selecionada para a estimativa do prazo de validade

4. Conclusões e recomendações

Conclusões

Com base nos resultados, podem concluir-se os seguintes pontos:

1- A solução oral de furosemida pode ser formulada como preparação de gel in-situ utilizando alginato de Na e carragenina iota.

2- A viscosidade da solução aumentou significativamente com o aumento das concentrações de alginato de Na e de carragenina iota.

3- A força do gel aumentou com a adição de iota de carragenina como polímero secundário.

4- O tempo de gelificação diminui significativamente com o aumento da concentração de CaCl2 e é afetado pelo tipo de polímero primário e secundário.

5- O índice de inchamento aumentou significativamente com o aumento da concentração de alginato de Na e é afetado pelo tipo de polímero secundário.

6- A duração da flutuação e o tempo de atraso da flutuação diminuíram significativamente com a presença de NaHCO3.

7- Ocorre um atraso significativo na libertação do fármaco com o aumento da concentração do agente de reticulação iónica (CaCl2), para além do aumento das concentrações dos polímeros primário e secundário.

8- A taxa de libertação aumentou significativamente com o aumento da carga de NaHCO3 com alginato de Na, enquanto que com a goma gelana não é significativa.

9- A libertação de furosemida abrandou significativamente com o aumento da concentração do fármaco.

10- A libertação do fármaco diminuiu de forma não significativa quando foi incorporado um agente mascarador de sabor (frutose).

11- A libertação de furosemida da fórmula óptima seguiu a ordem de cinética de Higuchi.

12- Verificou-se que a melhor fórmula é (F21) que tem (1% p/v) Na alginato, (0,25% p/v) iota carragenina, (0,5% p/v) NaHCO3 e (0,1% p/v) CaCl2.

13- O teste in-vivo deu uma boa indicação sobre a propriedade gastroretentora da fórmula selecionada na atividade diurética da furosemida e concordou com os resultados in-vitro e a modelação matemática proposta para a cinética de libertação.

14- O estudo de FT-IR não revelou qualquer interação entre o medicamento, os aditivos e os excipientes da solução.

15- A furosemida era geralmente estável na fórmula selecionada e o prazo de validade estimado era de 2,9 anos a 25° C.

16- Concluímos que a formulação da furosemida como gel flutuante in-situ pode ser utilizada para aumentar a absorção do fármaco e a adesão dos doentes em comparação com a solução de furosemida tradicional existente no mercado.

Recomendações:

1- São necessários estudos futuros para investigar a biodisponibilidade da furosemida no sangue para confirmar o efeito da formulação no C max e T max do fármaco.

2- Estudos relativos para investigar a necessidade de reduzir a dose e a frequência da dose para minimizar os efeitos secundários após a administração da forma de dosagem gastroretentiva flutuante de furosemida.

Referências:

1. Verma P., Thakur A.S., Deshmukh K., Jha A.K., Verma S., **Routes of Drug Administration.** Revista Internacional de Estudos e Investigação Farmacêutica 2010; 1(1): 54-59.

2. Bhardwaj L., Sharma P.K., Malviya R.A., **A Short Review on Gastro Retentive Formulations for Stomach Specific Drug Delivery: Ênfase especial em sistemas de gel flutuante in situ.** Jornal Africano de Ciências Básicas e Aplicadas 2011; 3 (6): 300-312.

3. Allen L.V., Popovich N.G., Ansel H.C., **Ansel's Pharmaceutical Dosage Forms and Drug Delivery Systems.** 9ª Edição, Lippincott Williams & Wilkins, 2011; PP. 163.

4. Farmacopeia Europeia, 8th edição, 2014, volume 1; PP.790.

5. Remington J.P., **The Science and Practice of Pharmacy.** 21ª Edição, Lippincott Williams & Wilkins, Filadélfia, 2005; PP.745.

6. Aulton M, **The Science of Dosage Form Design.** 2nd Edition, Churchill Livingstone, Hungria, 2008; PP: 111 & 310.

7. Ijeoma F.U., Andreas G.S. editores. **Polymers in Drug Delivery.** CRC press by Tylor and Francis group, USA, 2006; PP: 35-46.

8. Hala S.Y., Yehia I.K., **Formulação gelatinosa in situ de Naproxeno para um sistema de administração oral sustentada.** Iraqi Journal of Pharmaceutical Sciences 2009; 18(1): 13-20.

9. Sompur C.K., Doijad R.C., Patil S.M., Maske A.P., **Uma abordagem para o desenvolvimento de uma suspensão oral de libertação sustentada.** Jornal Internacional de Ciências Farmacêuticas e Biológicas 2011; 2(2): 320-329.

10. Gandhi K.J., Deshmane S.V., Biyani K.R., **Polymers in Pharmaceutical Drug Delivery System: Uma revisão.** Revista Internacional de Revisão e Pesquisa em Ciências Farmacêuticas 2012; 14(2): 57-66.

11. Keraliya R.A., Patel C.A., Patel R.C., Patel M.M., **Sistema de administração de fármacos com retenção gástrica: Uma nova abordagem para prolongar o tempo de retenção gástrica.** Pharm Tech Medica 2013; 2(6): 396-402.

12. Prajapati V.D., Jani G.K., Khutliwala T.A., Zala B.S., **Sistema de Formação de Jangadas - Uma Abordagem Próxima do Sistema de Entrega de Medicamentos Gastroretentivos.** Jornal de Liberação Controlada 2013; 168: 151-165.

13. Sankula K.R., Rao D.N., **Formulação e Avaliação do Sistema de Entrega de Medicamentos Flutuantes Gastroretentivos de Atenolol.** The Pharma Innovation Journal 2014; 3(5): 11-18.

14. Sarojini S., Manavalanb R., **Uma visão geral sobre várias abordagens para formas de dosagem gastroretentiva.** Jornal Internacional de Desenvolvimento e Pesquisa de Medicamentos 2012; 4(1): 1-13.

15. Sharma N., Agarwal D., Gupta M.K., Khinchi M.P., **Uma revisão abrangente sobre o sistema flutuante de administração de medicamentos.** Revista Internacional de Investigação em Ciências Farmacêuticas e Biomédicas 2011; 2(2): 428-44.

16. Patel V., Patel A., Patel H., Patel J., Patel R., Patel U., **Uma revisão sobre o sistema de gelificação in situ: Nova abordagem para a entrega de medicamentos específicos para o estômago.** Jornal Internacional de Pesquisa Farmacêutica e Bio-Ciência 2014; 3(2): 466-480.

17. Zate S.U. , Kothawade P.I., Mahale G.H., Kapse K.P., Anantwar S.P., **Sistema de administração de fármacos bioadesivos gastro-retentores: A Review.** Jornal Internacional de Pesquisa PharmTech 2010; 2(2): 1227-1235.

18. Sravya K., Kavitha K., Rupesh K.M., Jagdeesh S.D., **Sistemas de administração de medicamentos gastroretentivos: A Review.** Jornal de Investigação de Ciências Farmacêuticas, Biológicas e Químicas 2012; 3(3): 965-980.

19. Palla S.S., Kotha R., Paladugu A., Reddy E.R.K., Adavil S. L., Reddy K.R., **Bilayer Floating Tablets for Gastroretentive Drug Delivery System.** Revista Internacional de Ciências Farmacêuticas e Nanotecnologia 2013; 6(3): 2097-2112.

20. Namdeo G.S., Nagesh H.A., Ajit S.K., Bhagyashree S.S., Savita H.B., Sharad N.D., **Advances in Gastroretentive Drug Delivery System: An Review.** Revista Internacional de Farmácia e Pesquisa em Ciências Farmacêuticas 2014; 4(2): 37-48.

21. Labu Z. K., Saidul M., Islam S., Jahan M.R., Rahman M.M., Arken A.J., Sikder K., **Glimpse of Comprehensive Review on Floating Drug delivery System: Uma perceção global.** Revista Internacional de Química e Ciências Farmacêuticas 2014; 2(1): 581-596.

22. Suryawanshi R.M., Patel A., Patel R., Kandharkar S., Bhalerao P., Raundal M., Barhate S.D., Bari M.M., **Um Novo Conceito - Sistema Flutuante de Libertação de Medicamentos Como Revisão.** Um Jornal Internacional de Ciências Farmacêuticas 2013; 4(4): 200-213.

23. Klausnera E.A., Lavyb E., Friedmana M., Hoffman A., **Expandable Gastroretentive Dosage Forms.** Journal of Controlled Release 2003; 90: 143-162.

24. Nayak A.K., Malakar J., Kumar Sen K.K., **Gastroretentive Drug Delivery Technologies: Abordagens actuais e potencial futuro.** Journal of Pharmaceutical Education and Research 2010; 1(2): 1-12.

25. Pande S.D., Vaidya K.P.V., Gulhane K.P.N., **Sistema flutuante de administração de medicamentos (FDDS): uma nova forma de sistema de administração oral de medicamentos.** Jornal Internacional de Ciências Farmacêuticas e Clínicas 2013; 3(1): 113.

26. Khirwadkar P., Dashora K., **Gastroretentive Dosage Forms: Desenvolvimentos actuais na conceção e avaliação de novos sistemas.** American Journal of Pharmatech Research 2011; 1(3): 57-87.

27. Dongare P.S., Darekar A.B., Gondkar S.B., Saudagar R.B., **Floating Drug Delivery System: Uma abordagem melhor.** Jornal Internacional de Farmácia e Ciências Biológicas 2013; 3(4): 72-85.

28. Nayak A.K., Maji R., Das B., **Gastroretentive Drug Delivery Systems: A Review.** Jornal Asiático de Investigação Farmacêutica e Clínica 2010; 3(1): 2-10.

29. Vinod K.R., Vasal S., Anbuazaghan S., Banji D., Padmasri A., Sandhya S., **Abordagens para sistemas de administração de medicamentos gastroretentivos.** Jornal Internacional de Biologia Aplicada e Tecnologia Farmacêutica 2010; 1(2): 589601

30. Monteiro S.S., Kamath S.S.K., Shabaraya A.R., **Uma visão geral sobre o sistema de entrega de medicamentos flutuantes gastroretentivos.** Revista Internacional de Ciências Farmacêuticas e Químicas 2014; 3(2): 349-357.

31. Shahaa S.H., Patel J.K., Pundarikakshudua K., Patel N.V., **Uma visão geral de um sistema de administração de medicamentos flutuante gastroretentivo.** Jornal Asiático de Ciências Farmacêuticas 2009; 4(1): 65-80.

32. Makwana A., Sameja K., Parekh H., Pandya Y., **Advancements In Controlled Release Gastroretentive Drug Delivery System: Uma revisão.** Journal of Drug Delivery & Therapeutics 2012; 2(3): 12-21.

33. Shruti S., Ashish P., Shikha A., Raju C., **Uma revisão sobre: Avanços recentes do sistema de administração de medicamentos flutuantes específicos para o estômago.** Revista Internacional de Arquivos Farmacêuticos e Biológicos 2011; 2(6):1561-1568.

34. Rathee P., Jain M., Rathee S., Nanda A., Hooda A., **Gastroretentive Drug Delivery Systems: Uma Revisão das Abordagens de Formulação.** The Pharma Innovation 2012; 1(8): 79-107.

35. Joshi P., Patel P., Modi H., Patel M.R., Patel K.R., Patel N.M., **Uma revisão sobre o sistema de administração de medicamentos gastroretentivos.** Journal of Pharmaceutical Science and Bioscientific Research 2012; 2(3): 123-128.

36. Yadav S, Pandey S., Prajapati S.K., **Floating Drug Delivery Systems: Uma Revisão.** Jornal Americano de Pesquisa PharmTech 2013; 3(5): 112-125.

37. Kumar D., Saini S., Seth N., Khullar R., Sharma R., **Abordagens, técnicas e avaliação do sistema de administração de medicamentos gastroretentivos: An Overview.** Revista Internacional de Investigação em Ayurveda e Farmácia 2011; 2(3):

767-774.

38. Pandey A., Kumar G., Kothiyal P., Barshiliya Y., **Uma revisão sobre as abordagens actuais do sistema de administração de medicamentos gastro-retentivos.** Jornal Asiático de Farmácia e Ciências Médicas 2012; 2(4): 60-77.

39. Jhansee M., Kumar D.A., Recent **Advances in Gastroretentive Drug Delivery System: Uma revisão.** Mintage Journal of Pharmaceutical & Medical Sciences 2013; 2(2): 25-27.

40. Nayak K.P., Upadhyay P., Valera J.D.A.R., Chauhan N.P., **Gastroretentive Drug Delivery Systems and Recent Approaches: A Review.** Journal of Pharmaceutical Research and Opinion 2012; 2(1):1-8.

41. Shashank C., Prabha K., Sunil S., Kumar A.V., **Abordagens para aumentar o tempo de permanência gástrica: Sistemas flutuantes de entrega de medicamentos - uma revisão.** Jornal Asiático de Pesquisa Farmacêutica e Clínica 2013; 6(3): 1-9.

42. Kumar P., Nirmala, Kumar N.S.L., **Abordagens para sistemas de entrega de medicamentos gastroretentivos - uma revisão.** Journal of Drug Delivery & Therapeutics 2014; 4(3): 14-24.

43. Tiwari A., Mahatma O. P., **Floating Drug Delivery: Uma forma definitiva de administração de medicamentos.** Journal of Pharmaceutical Research and Opinion 2011; 1(7): 189-194.

44. Parmar P.D., Pande S., ShahS.H. , Sonara S.N., **Floating Drug Delivery System: Uma nova abordagem para prolongar a retenção gástrica.** Jornal Mundial de Farmácia e Ciências Farmacêuticas 2014; 3(4): 418-444.

45. Thete G., Mahajan V. R., **Uma nova técnica no sistema de entrega de medicamentos gastroretentivos - uma revisão.** Jornal Internacional de Pesquisa PharmTech 2014; 6(3): 1054-1063.

46. Rajinikanth P.S., Balasubramanium J., Mishra B., **Desenvolvimento e avaliação de um novo sistema de gelificação flutuante in situ de amoxicilina para a erradicação de Helecobacter Pylori.** International Journal of Pharmaceutics 2007;

335(1): 114-122.

47. Bagadiya A., Kapadiya M., Mehta K., **Superporous Hydrogel: A Promising Tool for Gastroretentive Drug Delivery System.** Jornal Internacional de Farmácia e Tecnologia 2011; 3(4): 1556-1571.

48. Khurana S., Madhav N.V.S., **Mucoadhesive Drug Delivery: Mecanismo e Métodos de Avaliação.** Jornal Internacional de Ciências Farmacêuticas e Biológicas 2011; 2(1): 458-467.

49. Aute S.M., Payghan S.A., D'Souza J.I., Navhkar S., Lad D., Jirole U., **Novel Approach in Gastroretentive Drug Delivery System: Microesferas Flutuantes.** Revista Internacional de Arquivo de Ciências Farmacêuticas e Biológicas 2014; 2(5): 09-22.

50. Abdul Ahad H., Sreenivasulu R., Rani E.M., Reddy B.V., **Preparação e Avaliação de Microesferas Gastroretentivas de Alta Densidade de Famotidina com Polímeros Sintéticos e Naturais.** Jornal de Educação Farmacêutica e Pesquisa 2011; 2(1): 54-60.

51. Badoni A.I, Ojha A., GnanarajanI G., Kothiyal P., **Revisão sobre o Sistema de Entrega de Medicamentos Gastro Retentivos.** The Pharma Innovation 2012; 1(8): 3242.

52. Niranjanbhai B.D., Mahendrakumar V.N., Surendran C.S., ShahV.H., Upadhyay U.M., **Advances In GRDDS: Sistema de formação de jangadas Uma revisão.** Jornal de Entrega de Medicamentos e Terapêutica 2012; 2(5): 123-128.

53. Singh S., Singh A.K., Sharma D.K., **Avanços recentes no sistema flutuante de administração de medicamentos.** Novel Science International Journal of Pharmaceutical Science (2013); 2(5-6): 109-115.

54. Kandwal M., Gnanarajan G., Kothiyal P., **Floating Drug Delivery System: Uma nova abordagem.** The Pharma Innovation - Journal 2014; 3(3): 57-69.

55. Joshi R., Mukhopadhyay S., **Revisão sobre o sistema flutuante de administração de medicamentos.** Revista Internacional de Arquivo Farmacêutico

2014; 3(5): 424-438.

56. Meenakshi B., Kitawat Santosh K., Annapurna O., **Floating Drug Delivery System: Uma revisão.** Jornal de Entrega de Medicamentos e Terapêutica 2014; 4(2): 130-134.

57. Bardonnet P.L., Faivre V., Pugh W.J., Piffaretti J.C., Falson F., **Gastroretentive Dosage Forms: Visão geral e caso especial do Helicibacter Pylori.** Journal of Control Release 2006; 111: 1-18.

58. Bhadauria R.S., Gunjan J., Samrat S, Diwaker A.K., **Sistemas Flutuantes de Libertação de Medicamentos para Aumentar a Retenção Gástrica de Medicamentos uma Revisão.** Jornal Internacional de Pesquisa Avançada em Farmácia e Biociências 2012; 2(2): 264-271.

59. Firoz S., Vikram A., Naik M.D., Rafi S.M., Reddy N.R.Y., Kumar S.S., Chandramouli Y., **Uma revisão sobre o sistema flutuante de administração de medicamentos.** Jornal Indiano de Ciência Farmacêutica e Pesquisa 2012; 2(2): 46-52.

60. Borase C.B., **Sistemas flutuantes para libertação controlada de fármacos por via oral.** Jornal Internacional de Farmacêutica Aplicada 2012; 4(2): 1-13.

61. Mathur P., Saroha K., Syan N., Verma S., Kumar V., **Floating Drug Delivery System: Uma abordagem inovadora e aceitável na administração de medicamentos gastroretentivos.** Arquivos de Pesquisa em Ciências Aplicadas 2010; 2(2): 257-270.

62. Kumar M.R., Satyanarayana B., Paladugu N.D., Neerukondavamsi, Muddasar S., Pasha S.I, Vemireddy S., Poloju D., **Uma revisão abrangente sobre o sistema de entrega de medicamentos gastroretentivos.** Ata Chimica Pharmceutica Indica 2013; 3(2): 149-164.

63. Bhardwaj V., Nirmala, Harikumar S.L., **Floating Drug Delivery System: Uma revisão.** Farmacóforo 2013; 4(1): 26-38.

64. Dixit N., **Sistema flutuante de administração de medicamentos.** Jornal de Investigação Farmacêutica Atual 2011; 7(1): 6-20.

65. Chowdary K.P.R., Chaitanya CH. K. L., **Pesquisa recente sobre sistemas flutuantes de entrega de medicamentos - uma revisão.** Jornal de Tendências Globais em Ciências Farmacêuticas 2014; 5(1): 1361-1373.

66. Sapkale H., Sorate A., Jagtap N., Ahirrao S., **Microspheres: Uma visão geral e desenvolvimento tecnológico atual do sistema de entrega de medicamentos flutuantes.** Revista de Investigação de Ciências Farmacêuticas, Biológicas e Químicas 2013; 4(2): 1272-1293.

67. Sunil A.S., Mahale N.B., Salunkhe K.S., Chaudhari S.R., **Uma revisão sobre: Sistema flutuante de entrega de medicamentos.** Jornal de Entrega Avançada de Medicamentos 2014; 1(2); 96-113.

68. Pandya S., **Floating Drug Delivery Systems: Uma análise crítica.** Pharma Utility 2013; 7(1): 1-29.

69. Dutta P., J. Sruti J., Patra N., M.E. Rao M.E.B., **Floating Microspheres: Tendências recentes no desenvolvimento de um sistema de administração de medicamentos flutuante gastroretentivo.** Jornal Internacional de Ciências Farmacêuticas e Nanotecnologia 2011; 4 (1): 1296-1306.

70. Kaur B., Sharma S., Sharma G., Saini R., Singh S., Nagpal M., Jain U.K., Sharma M., **Uma revisão do sistema flutuante de administração de medicamentos.** Jornal Asiático de Ciências Biomédicas e Farmacêuticas 2013; 3(24): 1-6.

71. Mehta H., Memon A., Patel S., Patel M.R., Patel K.R., **Uma visão geral sobre o sistema flutuante de administração de medicamentos.** Jornal Internacional de Farmácia Universal e Bio Ciências 2014; 3(3): 411-426.

72. Pentewar R.S., Dhotre B.G., Sugave R.V., Somwanshi S.V., **Classificação, Método de Preparação e Caracterização de Microesferas Flutuantes.** Jornal de Pesquisa de Ciências Farmacêuticas, Biológicas e Químicas 2014; 5(2): 1471-1484.

73. Devi R.D, Abhirami M., Brindha R., Gomathi S., Hari V.B.N., **Sistema de Gelificação In Situ - Ferramenta Potencial para Melhorar os Efeitos Terapêuticos dos Medicamentos.** Revista Internacional de Farmácia e Ciências Farmacêuticas

2013; 5(3): 27-30.

74. Nirmal H.B., Bakliwal S.R., Pawar S.P., **In Situ gel: Novas tendências no sistema de administração controlada e sustentada de medicamentos.** International Journal of PharmTech Research 2010; 2(2): 1398-1408.

75. KumbharA.B., Rakde A.K., Chaudhari P.D., **Sistema de administração de medicamentos injectáveis formadores de gel in situ.** Jornal Internacional de Ciências Farmacêuticas e Pesquisa 2013; 4(2): 597-609.

76. Nerkar T.S., Gujarathi N. A., Rane B.R., Bakliwal S.R., Pawar S.P., **In-situ Gel: Nova abordagem no sistema de entrega de medicamentos sustentado e controlado.** Um Jornal Internacional de Ciências Farmacêuticas 2013; 4(4): 118.

77. Saraswat R., Bhan C.S., Gaur A., **A Review on Polymers Used In In-Situ Gel Drug Delivery Systems (Uma revisão sobre polímeros utilizados em sistemas de administração de medicamentos em gel in situ).** Jornal Internacional de Inovações Farmacêuticas 2011; 1(2):**110-118**.

78. Bhalerao K.K., Kamble M.S., Aute P.P., Dange M.S.M., Chavan R.P., Vaidya K.K., Munot S.B., Chaudhari. P.D., **Uma breve revisão sobre o gel flutuante in-situ específico do estômago.** Jornal de Investigação Biomédica e Farmacêutica 2012; 1(3): 01-04.

79. Kant A., Reddy S., Shankraiah.M.M.,Venkatesh.J.S., Nagesh.C., **In Situ Gelling System - An Overview.** Pharmacologyonline 2011; 2: 28-44.

80. Neha V., Manoj B., **Formulação de gel gastroretentivo in situ - uma visão geral.** Boletim Internacional de Pesquisa de Medicamentos 2013; 3(5): 69-82.

81. Nidhi D.R., **Gel In Situ: Uma nova abordagem de entrega de medicamentos gastroretentivos.** Jornal Asiático de Ciências Farmacêuticas e Pesquisa 2013; 3(3): 1-14.

82. Jadhav S.L., Banerjee S.K., **Formulação e Avaliação de Gel Flutuante In Situ de Nizatidina.** Jornal Internacional de Pesquisa em Ciências Farmacêuticas 2013; 4(2): 250-255.

83. Shinde S.R., Sable P., Lodhi B.P., khan S., **Uma nova abordagem para a administração de medicamentos gastroretentivos: In Situ Gel.** Jornal de Inovações em Ciências Farmacêuticas e Biológicas 2014; 1(1): 39-59.

84. Shah S., Upadhyay P., Parikh D., Shah J., **In Situ Gel: Uma nova abordagem de entrega de medicamentos gastroretentivos.** Jornal Asiático de Ciências Biomédicas e Farmacêuticas 2012; 2(8): 01-08.

85. Qiu Y., Kinam Park K., **Hidrogéis sensíveis ao ambiente para administração de medicamentos.** Revisões avançadas de entrega de medicamentos 2012; 64: 321-339.

86. Shirsat R.R., koliyote S.G., **Gel In Situ-Novas Tendências no Sistema de Entrega de Medicamentos Parenteral.** Revista Internacional de Farmácia Universal e Bio Ciências 2014; 3(3): 661-673.

87. Pal K., Banthia A.K. Majumdar D.K., **Polymeric Hydrogels: Characterization and Biomedical Applications-A Mini Review.** Designed Monomers and polymers 2009; 12: 197-220.

88. Simões S., Figueiras A., Veiga F., **Modular Hydrogels for Drug Delivery.** Journal of Biomaterials and Nanobiotechnology 2012; 3: 185-199.

89. Ganji F., Farahani E.V., **Hydrogels in Controlled Drug Delivery Systems.** Iranian Polymer Journal 2009; 18(1): 63-88.

90. Bindu S.M., Ashok. V., chatterjee A., **Como uma revisão sobre hidrogéis como entrega de medicamentos no campo farmacêutico.** Revista Internacional de Ciências Farmacêuticas e Químicas 2012; 1(2): 642-661.

91. Sahu N.K., Gils P.S., Ray D., Sahoo P.K., **Biodegradable Hydrogels in Controlled Drug Delivery.** Avanços na ciência e tecnologia de polímeros: Um Jornal Internacional 2013; 3(2): 22-30.

92. Zarzycki R., Modrzejewska Z., Nawrotek K., **Libertação de fármacos a partir de matrizes de hidrogel.** Química Ecológica e Engenharia S 2010; 17(2): 117-136.

93. Akanksha G., Sharma N., Khinchi M.P., Agrawal D., **Uma revisão sobre as abordagens actuais do sistema flutuante de administração de medicamentos.** Jornal Asiático de Pesquisa e Desenvolvimento Farmacêutico 2013; 1(4): 24-37.

94. Reddy B.V., Navaneetha K., Deepthi P.S.A., **Sistema de administração de medicamentos gastroretentivos - uma revisão.** Jornal de Tendências Globais em Ciências Farmacêuticas 2013; 4(1): 1018-1033.

95. Raizada A., Bandari A., Kumar B., **Polymers in Drug Delivery: A Review.** International Journal of Pharma. Research & Development 2010; 2(8): 9-20.

96. Kaur R., Kaur S., **Role of Polymers in Drug Delivery (Papel dos Polímeros na Libertação de Medicamentos).** Journal of Drug Delivery & Therapeutics 2014; 4(3): 32-36.

97. Vroman I., Tighzert L., **Biodegradable Polymers.** Materiais 2009; 2: 307344.

98. Shaikh R.G., Shah S.V., Patel K.N., Patel B.A., Patel P.A., **Uma revisão sobre polímeros utilizados em sistemas de administração de medicamentos em gel in situ.** Revista Internacional para Acadêmicos de Pesquisa Farmacêutica 2012; 1(2): 17-34.

99. Rowe R.C., Sheskey P.J., Owen S.C., **Handbook of Pharmaceutical Excipients.** 5th ed., Pharmaceutical Press e American Pharmacists Association; 2006: 656-658.

100. Jana S., Gandhi A., Sen K.K., Basu S.k., **Natural Polymers and their Application in Drug Delivery and Biomedical Field (Polímeros naturais e sua aplicação na administração de medicamentos e no domínio biomédico).** Journal of PharmaSciTech 2011; 1(1): 16-27.

101. Kumar S.A., Vivek D., Vandana A., **Role of Natural Polymers Used in Floating Drug Delivery System (Papel dos Polímeros Naturais Utilizados em Sistemas Flutuantes de Libertação de Medicamentos).** Jornal de Inovação Farmacêutica e Científica 2012; 1(3): 11-15.

102. Shah K.P., Srivastava R.S., Karle U.G., **Natural Gelling Agents: Uma revisão.** Jornal Internacional de Farmácia Universal e Bio Ciências 2014; 3(3): 318-337.

103. Li L., Ni R., Shao Y., Mao S., **Carrageenan e suas aplicações na entrega de medicamentos.** Polímeros de carboidratos 2014; 103: 1- 11.

104. Tiwari S.B., Rajabi-Siahboomi A.R., **Modulation of Drug Release from Hydrophilic Matrices.** Journal of pharmaceutical Technology Europe 2008; 1: 1-8.

105. **United States Pharmacopeia 32- NF 27,** 2013; PP: 2199.

106. Sweetman S.C., **Martindale the Complete Drug Reference,** 36th Edition, Pharmaceutical Press, China, 2009; PP: 1292-1295.

107. Granero G.E., Longhi M.R., Mora M.J., Junginger H.E., Midha K.K. Shah V.P., Stavchansky S., Dressman J.B., Barends D.M., **Biowaiver Monographs for Immediate Release Solid Oral Dosage Forms: Furosemide.** Journal of Pharmaceutical Sciences 2010; 99(6): 2544-2556.

108. Moffat A.C., Osselton M.D., Widdop B., **Clarke's Analysis of Drugs and Poisons.** 3rd Edition, Pharmaceutical press, Londres, 2005.

109. Silva R.C., Semaan F.S., Nova'k C., Cavalheiro E.T.G., **Thermal Behavior of Furosemide.** Journal of Thermal Anal Calorim 2013; 111: 1933-1937.

110. Perioli L., D'Alba G., Pagano C., **New Oral Solid Dosage Form for Furosemide Oral Administration [Nova forma de dosagem sólida oral para administração oral de furosemida].** European Journal of Pharmaceutics and Biopharmaceutics 2012; 80: 621-629.

111. Bragatto M.S., Bedim dos Santos M., Pinto A.M.P., Gomes E., Angonese N.T., Fàtima W., Viezzer G., Donaduzzi C.M., Manfio J.L., **Comparação entre Farmacocinética e Farmacodinâmica de Doses Únicas de Furosemida 40 mg Comprimidos.** Journal of bioequivalence and bioavailability 2011; 3(8): 191-197.

112. Bhanu P. Sahu B.P., Das M.K., **Formulação, Otimização e Avaliação In Vitro/In Vivo da Nanosuspensão de Furosemida para Melhoria da sua Biodisponibilidade Oral.** Jornal de Pesquisa de Nanopartículas 2014; 2360: 1-16.

113. Vrhovac B., **Pharmacokinetic Changes in Patients with Oedema (Alterações

farmacocinéticas em doentes com edema). Clinical Pharmacokinetics 1995; 28: 405-418.

114. Hammarlund-Udenaes M., Benet L.Z., **Furosemide Pharmacokinetics and Pharmacodynamics in Health and Disease-an Update.** Journal of Pharmacokinetics and Biopharmaceutics 1989; 17: 1-46.

115. Katzung B.G., Masters S.B., Trevor A.J., **Basic & Clinical Pharmacology,** 12th Edition, The McGraw-Hill Companies, San Francisco, 2012; PP: 251272.

116. Harvey R.A., **Pharmacology,** 5th Edition, Lippincott Williams & Wilkins, Philadelphia, 2012; PP: 282-284.

117. Sathish D., Himabindu S., Kumar P.P., Rao M.Y., **Preparação e avaliação de um novo sistema expansível de administração de medicamentos.** Jornal Britânico de Pesquisa Farmacêutica 2013; 3(4): 1079-1093.

118. British Medical Association e Royal Pharmaceutical Society of Great Britain. **British National Formulary for Children (Formulário Nacional Britânico para Crianças).** 2011-2012, Reino Unido: BMJ Publishing Group.

119. Shoosanglertwijita J., Kaewnopparatb S., Yongmaitreesakulb B., Pattayananthavejb S., Kaewnopparatb N., **Estabilidade Física, Química e Microbiológica de Suspensões Extemporâneas de Furosemida.** Asian Biomedicine 2011; 5(5): 681-686.

120. Garnero C., Chattah AK, Longhi M., **Melhorando as propriedades dos polimorfos da furosemida através de complexos supramoleculares de β-ciclodextrina.** Jornal de Análise Farmacêutica e Biomédica 2014; 95: 139-145.

121. Yadav P., Yadav E., Verma A., Amin S., **Caracterização In Vitro e Avaliação Farmacodinâmica de Sistemas de Libertação de Medicamentos Auto-Nano Emulsionantes Carregados com Furosemida (SNEDDS).** Jornal de Investigação Farmacêutica 2014; 44: 1-37.

122. Nkansah P., Antipas A., Lu Y., Varma M., Rotter C., Rago B., El-Kattan A., Taylor G., Rubio M., Litchfield J., **Desenvolvimento e avaliação de um novo sistema**

de nanodispersão sólida para administração oral de fármacos pouco solúveis em água. Jornal de Libertação Controlada 2013; 169(1-2): 150-161.

123. Darandale S.S., Vavian P.R., **Conceção de uma forma de dosagem mucoadesiva gastroretentiva de furosemida para libertação controlada.** Ata Pharmaceutica Sinica B 2012; 2(5):509-517.

124. Ambrogi V., Perioli L., Pagano C., Marmottini F., Ricci M., Sagnella A., Rossi C., **Utilização de SBA-15 para melhorar a administração oral de furosemida.** Jornal Europeu de Ciências Farmacêuticas 2012; 46: 43-48.

125. Solanki N.S., Marothia D., A.C. Rana A.C., **Formulation and Evaluation of Microcapsules of Furosemide.** Jornal Americano de Investigação Farmacêutica. 2011; 1(4): 244-247.

126. Jain D., Verma S, Shukla S.B., Jain A.P., Jain P., Yadav P., **Formulação e avaliação de comprimidos gastroretentivos de furosemida (avaliação baseada na cinética de libertação do fármaco e em desenhos factoriais).** Journal of Chemical and Pharmaceutical Research 2010; 2(4):935-978.

127. Rathod M., Agarwal S., **Desenvolvimento e Avaliação de Microesferas de Furosemida Fabricadas pelo Conceito de Solvência Mista.** Revista Internacional de Erudição Farmacêutica 2013; 2(4): 22-31.

128. Agrawal A., Maheshwari R.K., **Formulation development and evaluation of in situ nasal gel of poorly water soluble drug using mixed solvency concept.** Asian Journal of Pharmaceutics 2011; 5(3): 131-140.

129. Marie N.K., **Formulação e avaliação in vitro / in vivo da entrega oral sustentada de ácido mefenâmico a partir de um sistema de gelificação oral in situ flutuante.** Jornal Americano de Pesquisa PharmaTech 2013; 3(3): 830-844.

130. Rajalakshmi R., Reddy N.D., B. Naik M., Babu R.V., Kumar A.V., Vinesha V., Aruna U., **Desenvolvimento e avaliação de um novo sistema de gelificação flutuante in situ de azitromicina di-hidratada.** Jornal Indo-Americano de Pesquisa Farmacêutica 2013; 3(5): 3821-3831.

131. Shete A.S., Yadav A.V., Dabke A.P., Sakhare S.S., **Formulação e Avaliação de Suspensões de Griseofulvina Baseadas em Solublização Hidrotrópica.** Jornal Internacional de Ciências Farmacêuticas e Pesquisa 2010; 1(1): 51-57.

132. Vipul V., Basu B., **Formulação e Caracterização do Novo Sistema de Gelificação In Situ Flutuante para Entrega Controlada de Ramipril.** Jornal Internacional de Entrega de Medicamentos 2013; 5(1):43-55.

133. Patel A., Shah D., Modsiya M., Ghaadiya R., Patel D., **Desenvolvimento e avaliação do gel in situ à base de goma gelana de Cefpodoxime Proxetil.** Jornal Internacional de Investigação Farmacêutica e Biociências 2012; 1(2):179-190.

134. Maheshwari R.K., Rajagopalan R., **Formulação e avaliação do xarope de tinidazol produzido pela técnica de conceito de solvência mista.** Der Pharmacia Lettre 2011; 3(6): 266-271.

135. Sharma A., Sharma J., Kaur R., Saini V., **Desenvolvimento e caraterização de gel oral in situ de espiramicina.** BioMed Research International 2014; 1: 1-7.

136. Gulecha B.S., Shahi S., Lahoti S.R., **Sistema de Entrega de Medicamentos em Gelificação In Situ Flutuante de Cloridrato de Verapamil.** Jornal Americano de Pesquisa PharmTech 2012; 2(4): 954-969.

137. Keny R.V., Lourenco C.F., **Formulação e Avaliação de Gelificação In Situ Termorreversível e Supositório Líquido Mucoadesivo de Cloridrato de Diltiazem.** Revista Internacional de Ciências Farmacêuticas e Biológicas 2010; 1(1): 1-17.

138. Jayswal B.D., Yadav V.T., Patel K.N., Patel B.A., Patel P.A., **Formulação e avaliação de gel flutuante in situ baseado na entrega de drogas gastro-retentivas de cimetidina.** Revista Internacional para Acadêmicos de Pesquisa Farmacêutica (IJPRS) 2012; 1(2): 327-337.

139. Palekar N.G., Keny R.V., **Formulação e desenvolvimento de gel flutuante in situ de cloridrato de alfuzosina.** Jornal Americano de Pesquisa PharmTech 2013; 3(4): 759-783.

140. Xu H., Shi M., liu Y., Jiang J., Ma T., **Uma nova formulação de gel in situ de**

ranitidina para entrega oral sustentada. Biomolecules and Therapeutics 2014; 22(2): 161-165.

141. Hallur N., Rajashekhar, Swamy N.G.N., Abbas Z., **Desenvolvimento e Avaliação In Vitro de uma Formulação de Libertação Sustentada de Nizatidina em Gelificação Oral Líquida In Situ.** Jornal Mundial de Farmácia e Ciências Farmacêuticas 2013; 2(6): 6001-6015.

142. Garrepally P., Rao G.C.S., **Conceção, desenvolvimento e avaliação de um gel in situ específico para o estômago para antibióticos: Cefdinir.** Revista Internacional de Farmácia e Ciências Biológicas 2014; 4(1): 128-137.

143. Shaikh M., Mandloi A., Yadav V., Gopkumar P., Sridevi G., **Formulação e avaliação de um gel flutuante in situ para a administração de Vanlafaxine HCl especificamente no estômago.** Pesquisa e revisões: Jornal de Farmácia e Ciências Farmacêuticas 2014; 3(2): 41-48.

144. Rani K., Garg V., Goswami D.S., **Formulação e Avaliação de Gel In Situ Específico para o Estômago de Ofloxacina Utilizando Polímero Natural e Sintético.** Jornal Mundial de Investigação Farmacêutica 2013; 2(3): 631-645.

145. Nassoura L., Hasana I., El-Hammadia M., Abboud H., **Formulações flutuantes de gelatina in situ de cloridrato de metformina.** Jornal de Pesquisa Química e Farmacêutica 2014; 6 (7): 1509-1517.

146. Costa P e Lobo J M S., **Modelação e Comparação do Perfil de Dissolução.** Jornal Europeu de Ciências Farmacêuticas 2001; 13:123-133.

147. Dash S, Murthy P N, Nath L e Chowdhury P., **Kinetic Modeling on Drug Release from Controlled Drug Delivery System.** Ata Poloniae Pharmaceutica-Drug Research 2010; 67:217-223.

148. Sharma M.P., Jain S., Neeraj, **Dissolution Specification, Dissolution Profiling and Dissolution Profiles Comparison Methods (Especificação da dissolução, perfil de dissolução e métodos de comparação de perfis de dissolução).** Jornal Internacional de Investigação e Tecnologia de Medicamentos 2012; 2(4S): 297-305.

149. Shoaib M H, Tazeen J, Merchant H A e Yousuf R I., **Avaliação da cinética de libertação de fármaco de comprimidos de matriz de ibuprofeno utilizando HPMC.** Pakistan Journal of Pharmaceutical Sciences 2006; 19(2): 119-124.

150. Korsmeyer R.W., Gumy R., Doelker E., Buri P., Peppas N.P., **Mechanisms of Solute Release from Porous Hydrophilic Polymers.** International Journal of Pharmaceutics 1983; 15: 25-35.

151. Ritger P L e Peppas N A., **A Simple Equation for Description of Solute Release I. Fickian and non Fickian Release from non Swellable Devices in the Form of Slabs, Spheres, Cylinders or Discs.** Journal of Control Release 1987; 5:23-36.

152. Singhvi G., Singh M., **Reviw: Modelos de Caracterização da Libertação de Fármacos In-Vitro.** Revista Internacional de Estudos e Investigação Farmacêutica 2011; 2(1): 77-84.

153. Kau S.T., Keddie J.R., Andrews D., **A Method for Screening Diuretic Agents in the Rat (Um método para o rastreio de agentes diuréticos no rato).** Journal of Pharmacological Methods 1984; (11): 67-75 .

154. Modasiya M.K., Patel A.K., Patel V.M., Patel G.C., **Caracterização in vitro e in vivo do sistema de gelificação in situ baseado em pectina de Famotidina.** Revista Internacional de Ciências Farmacêuticas e Nanotecnologia 2014; 5(4): 1885- 1894.

155. Silva Novaesa A.S., Motab J.S., Barisonc A., Veberc C.L., Negraoa F.J., Kassuyaa C.A.L., Barros M.E., **Atividades diurética e antilitiásica do extrato etanólico de Piperamalago (Piperaceae).** Phytomedicine 2014; 21(4): 523-528.

156. Reddy R.A., Ramesh B., Kishan V., **Interação fármaco-excipiente durante o desenvolvimento da formulação, avaliação in vitro e in vivo do sistema de entrega de fármacos gastroretentivos para a nizatidina.** Revista Internacional de Ciências Farmacêuticas e Nanotecnologia 2013; 6(4): 22812293.

157. Wamorkar V., Varma M.M., Manjunath S.Y., **Formulação e Avaliação de Gel In Situ Específico para o Estômago de Metoclopramida Utilizando Polímeros Naturais, BioDegradáveis.** Revista Internacional de Investigação em Ciências

Farmacêuticas e Biomédicas 2011; 2(1): 193-201.

158. **O Índice Merck.** Merck & Co., EUA; 2008, PP: 4309.

159. **Farmacopeia Britânica.** The Stationery Office em nome do Medicines and Healthcare products; 2009, PP: 2715.

160. Skoog D.A., West D.M., Holler F.J., Stanley R.C., **Fundamentals of Analytical Chemistry**, 9ª edição, Thomson-Brooks/Cole, EUA, 2014; PP: 658-664.

161. Agrawal S., Maheshwari R.K., **Desenvolvimento de Formulação de Sistema de Entrega de Medicamentos Nasal In Situ de Medicamento Pouco Solúvel em Água (Indometacina) Utilizando o Conceito de Solvência Mista e sua Avaliação.** Boletim de Ciências Farmacêuticas e Médicas 2014; 2(1): 2128-2138.

162. Giri T.K., Verma S., Alexander A., Ajazuddin, Badwaik H., Tripathy M., Tripathi D.K., **esferas flutuantes de hidrogel de alginato biodegradável reticulado para entrega controlada específica de metronidazol no local do estômago.** FARMACIA 2013; 61(3): 533- 550.

163. Prajapati S.T., Patel L.D., Patel D.M., **Comprimidos de matriz flutuante gástrica: Conceção e otimização utilizando a combinação de polímeros.** Ata Pharm 2008; 58: 221-229.

164. Popa E. G., Gomes M. E., Reis R. L., **Cell Delivery Systems Using Alginate-Carrageenan Hydrogel Beads and Fibers for Regenerative Medicine Applications.** Biomacromolecules 2011; (12): 3952-3961.

165. Lahoti S.R., Shinde R.K., Ali S.A., Gulecha B., **Sistema de Transição Sol-Gel de Ofloxacina ativado por pH para Retenção Gástrica Prolongada.** Der Pharmacia Sinica 2011; 2(5):235-250.

166. Balasubramaniam J., Kant S., Pandit J.K., **Avaliação in vitro e in vivo do sistema de administração ocular à base de goma gelana Gelrite® para a indometacina.** Ata Pharm 2003; (53): 251-261.

167. Rupenthal I.D., Green C.R., Alany R.G., **Comparação de sistemas de**

gelificação in situ activados por iões para administração ocular de medicamentos. Parte 1: Caracterização físico-química e libertação in vitro. Int J Pharm 2011; 411(1-2):69-77.

168. Hasan M.J., Kamal B.A., **Formulação e Avaliação de Ranitidina HCl como Gel Flutuante In-Situ.** Revista Internacional de Farmácia e Ciências Farmacêuticas 2014; 6(2): 401- 405.

169. Parekh K.S., Shah K.V., **Desenvolvimento de Formulação e Avaliação de Gel Flutuante Oral In Situ de Domperidona.** Pharma Science Monitor 2013; 4(3): 228-246.

170. Matricardi P., Cencetti C., Ria R., Alhaique F., CovielloT., **Preparação e caraterização de novos hidrogéis de goma gelana adequados para a libertação modificada de fármacos.** Molecules 2009; (14): 3376-3391.

171. Chandira R.M., Bhowmik D., Chirajib, Jayakar B., **Formulação e Avaliação do Sistema de Entrega de Medicamentos Gastreoretentores do Medicamento Gastroprocinético Itopride HCl.** Jornal Internacional de Farmácia e Ciências Farmacêuticas 2010; 2(1): 53-65.

172. Hezaveh H., Muhamad I.I., Noshadi I., Fen L.S., Ngadi N., **Comportamento de Inchaço e Libertação Controlada de Medicamentos a partir de Hidrogel de Carragenina/NaCMC reticulado por Mecanismo de Difusão.** Jornal de Microencapsulação 2012; 29(4): 368-379.

173. Soleimani F., Sadeghi M., Shahsavari H., **Preparação e Comportamento de Inchaço do Hidrogel Superabsorvente de Carragenina-Graft-Polimetacrilamida como um Sistema de Libertação de Medicamentos.** Jornal Indiano de Ciência e Tecnologia 2012; 5(2): 2143-2147.

174. Patel J.K., Chavda J.R., Modasiya M.K., **Floating In Situ Gel Based on Alginate as Carrier for Stomach-Specific Drug Delivery of Famotidine.** Jornal Internacional de Ciências Farmacêuticas e Nanotecnologia 2010; 3(3): 1092-1104.

175. Mahagen Y., Patidhar V., Balaram Y., Gopkumar P., Sridevi G., **Formulação e**

avaliação de um gel flutuante in situ para a administração de carbamazapina específica para o estômago. Pesquisa e revisões: Jornal de Farmácia e Ciências Farmacêuticas 2014; 3(1): 37-43.

176. Shah A.J., Donovan M.D., **Rheological Characterization of Neutral and Anionic Polysaccharides with Reduced Mucociliary Transport Rates (Caracterização reológica de polissacáridos neutros e aniónicos com taxas de transporte mucociliar reduzidas).** Um Jornal Oficial da Associação Americana de Cientistas Farmacêuticos Tecnologia 2007; 8(2): 40-47.

177. Kawata K., Hanawa T., Endo N., Suzuki M., Oguchi T., **Estudo de Formulação de Gel de Ácido Retinóico Composto por Iota-Carragenina, Óxido de Polietileno e Emulgen® 408.** Boletim Químico e Farmacêutico 2012; 60(7) 825-830.

178. Rhee C.S., Majima Y., Cho J.S., Arima S., Min Y.G., Sakakura Y., **Effects of Mucokinetic Drugs on Rheological Properties of Reconstituted Human Nasal Mucus.** Archives of Otolaryngol Head & Neck Surgery 1999; 125(1):101-105.

179. Turner S., Federici C., Hite M., Fassihi R., **Formulation Development and Human In-Vitro In-Vivo Correlation for a Novel, Monolithic Controlled- Release Matrix System of High Load and Highly Water-Soluble Drug Niacin.** Desenvolvimento de Medicamentos e Farmácia Industrial 2004; 30(8): 797-807.

180. Jones D.S., Michelle S. Lawlor M.S., Woolfson A.D., **Formulação e caraterização de redes de polímeros bioadesivos contendo tetraciclina concebidas para o tratamento da doença periodontal.** Current Drug Delivery 2004; (1): 17-25.

181. Bain M.K., Bhowmik M., Ghosh S.N., Chattopadhyay D., **Formulação de gelificação rápida in situ de metilcelulose para entrega controlada oftálmica in vitro de cetorolac trometamina.** Journal of Applied Polymer Science 2009; 113(2): 1241-1246.

182. Choi B.Y., Park H.J, Hwang S.J., Park J.B., **Preparação de esferas de alginato para um sistema flutuante de administração de medicamentos: efeitos dos agentes formadores de gás CO_2.** International Journal of Pharmaceutics 2002; (239): 81-91.

183. Gadad A.P., Reddy A.D., dandagi P.M., Masthiholimath V.S., **Conceção e caraterização de esferas flutuantes ocas/porosas de Captopril para administração pulsátil de medicamentos.** Revista asiática de produtos farmacêuticos 2012; 6(2): 137-143.

184. Dhiman S., Singh T.G., **Design e Otimização de Comprimidos de Matriz Flutuante de Famotidina por Design Composto Central.** Jornal Asiático de Pesquisa Farmacêutica e Clínica 2012; 5(1): 45-49.

185. Davoudi E.T., Noordin M.I., Kadivar A., Kamalidehghan B., Farjam A.S., Javar H.A., **Preparação e caraterização de uma forma de dosagem gástrica flutuante de capecitabina.** BioMed Research International 2013; (1): 18.

186. Onyishi I.V., Chime S.A., Egwu E., **Aplicação de *k-Carragenina* como uma Matriz de Libertação Sustentada em Comprimidos Flutuantes Contendo Salicilato de Sódio.** Jornal Africano de Farmácia e Farmacologia 2013; 7(39): 2667-2673.

187. Jaber A.B., Al-Aani L., Alkhatib H., Al-Khalidi B., **Prolonged Intragastric Drug Delivery Mediated by Eudragit® E-Carrageenan Polyelectrolyte Matrix Tablets.** Associação Americana de Cientistas Farmacêuticos 2011; 12(1): 354-361.

188. Shinde A.J., Patil M.S., More H.N., **Formulação e Avaliação de um Comprimido Flutuante Oral de Cefalexina.** Indian Journal of Pharmaceutical Education and Research 2010; 44(3): 1-10.

189. Rowe R.C., sheskey P.J., Quinn M.E., **Handbook of Pharmaceutical Excipients,** pharmaceutical press, UK, 6ª edição, 2009, PP: 89-90 & 629632.

190. Potu A.R., Reddy V.R.P., **Caracterização In Vitro e In Vivo do Sistema de Gelificação In Situ Baseado em Alginato de Sódio de Meloxicam para Entrega de Medicamentos Específicos para o Estômago.** Jornal de Inovação Farmacêutica e Científica 2014; 3(2): 125-134.

191. Sivannarayana T., Murthy V.S.N., Kumar I.J.N.D., Prakash K., Prasad R.A., **Formulação e avaliação do gel oral flutuante in situ de Moxifloxacin HCl.** Jornal

Indo-Americano de Pesquisa Farmacêutica 2013; 3(10): 82118222.

192. Verma A., Pandit J.K., **Pérolas flutuantes de goma de gelana carregadas com rifabutina: Efeito da concentração de cálcio e polímero na eficiência de incorporação e libertação do fármaco.** Tropical Journal of Pharmaceutical Research 2011; 10 (1): 61-67.

193. Jassem N.A., Rajab N.A., **Efeito dos agentes efervescentes na formulação de esferas flutuantes de alginato de sódio carregadas com famotidina.** Kerbala Journal of Pharmaceutical Sciences 2012; (4): 166-176.

194. Lahoti S.R., Shinde R.K., Ali S.A., Gulecha B., **Sistema Sol-Gel de Ofloxacina Acionado por pH para Retenção Gástrica Prolongada.** Der Pharmacia Sinica 2011; 2(5): 235-250.

195. Balata G., **Conceção e Avaliação de um Comprimido Flutuante Gastroretentivo de Nizatidina: Um ensaio para melhorar a sua eficácia.** Revista Internacional de Farmácia e Ciências Farmacêuticas 2014; 6(5): 423-429.

196. Miyazaki S., Ishitani M., Takahashi A., Shimoyama T., Itoh K., Attwood D., **Carrageenan Gels for Oral Sustained Delivery of Acetaminophen to Dysphagic Patients.** Biological and Pharmaceutical Bulltin 2011; 34(1): 164-166.

197. Mohamadnia Z., Jamshidi A., Mobedi H., Ahmadi E., Zohuriaan-Mehr M.J., **Contas de hidrogel totalmente naturais para libertação controlada de derivados de acetato e fosfato dissódico de betametasona.** Iranian Polymer Journal 2007; 16(10): 711-718.

198. O" zdemir N., Ordu S., O" zkan Y., **Studies of Floating Dosage Forms of Furosemide: In Vitro and In Vivo Evaluations of Bilayer Tablet Formulations.** Drug Development and Industrial Pharmacy 2000; 26(8): 857-866.

199. Klausner E.A., Lavn E., Stepensky D., Cserepes E., Barta M., Friedman M., Hoffman A., **Furosemide Pharmacokinetics and Pharmacodynamics following Gastroretentive Dosage Form Administration to Healthy Volunteers.** Journal of Clinical Pharmacology 2003; (43): 711-720.

200. Laulicht B., Tripathi A., Mathiowitz E., **Otimização da bioatividade diurética da furosemida em ratos.** European Journal of Pharmaceutics and Biopharmaceutics 2011; (79): 314-319.

201. Florey K., **Analytical Profiles of Drug Substances,** Academic Press: Londres, 1989; Vol. 18, PP: 153-193.

202. Sumayya A., C.Y., Varghese H.T., Harikumar B., **Estudos Espectroscópicos Vibracionais e Cálculos AB Initio do Ácido L-Glutâmico 5- Amida.** Rasayan Journal of Chemistry 2008; 1(3): 548-555.

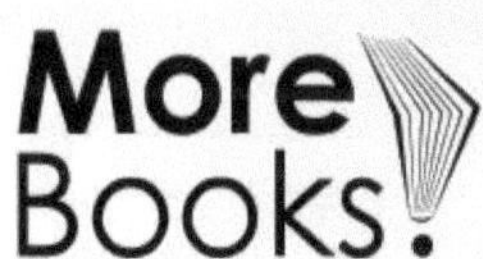

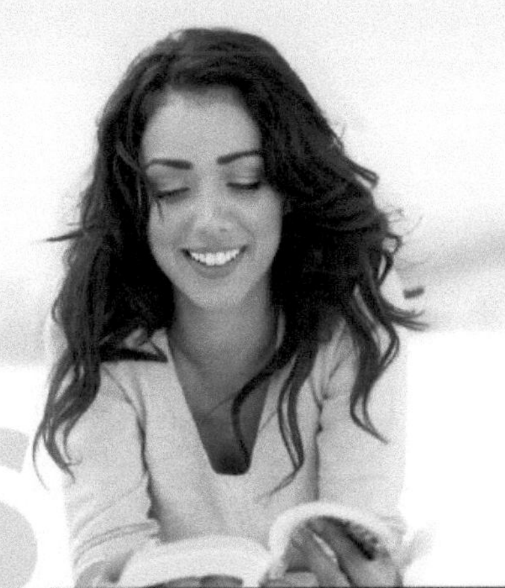

Buy your books fast and straightforward online - at one of world's fastest growing online book stores! Environmentally sound due to Print-on-Demand technologies.

Buy your books online at
www.morebooks.shop

Compre os seus livros mais rápido e diretamente na internet, em uma das livrarias on-line com o maior crescimento no mundo! Produção que protege o meio ambiente através das tecnologias de impressão sob demanda.

Compre os seus livros on-line em
www.morebooks.shop

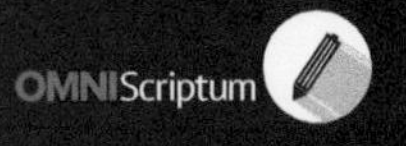

Printed by Books on Demand GmbH, Norderstedt / Germany